DOCTEUR A. BERTRAND

LA
PHTHISIE PULMONAIRE

ET LES

MALADIES CHRONIQUES

DE L'APPAREIL RESPIRATOIRE

CONSIDÉRÉES AU POINT DE VUE DE LEUR NATURE ET DE LEUR GUÉRISON

TRAITEMENT PHYSIQUE

OBSERVATIONS

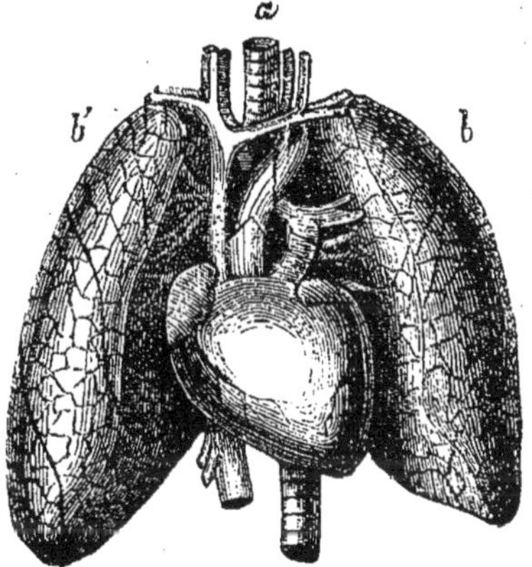

TROISIÈME ÉDITION

PARIS
IMPRIMERIE TOLMER ET CIE

3, Rue de Madame, 3

1881

LA

PHTHISIE PULMONAIRE

DOCTEUR **A. BERTRAND**

LA
PHTHISIE PULMONAIRE

ET LES

MALADIES CHRONIQUES

DE L'APPAREIL RESPIRATOIRE

CONSIDÉRÉES AU POINT DE VUE DE LEUR NATURE ET DE LEUR GUÉRISON

TRAITEMENT PHYSIQUE

OBSERVATIONS

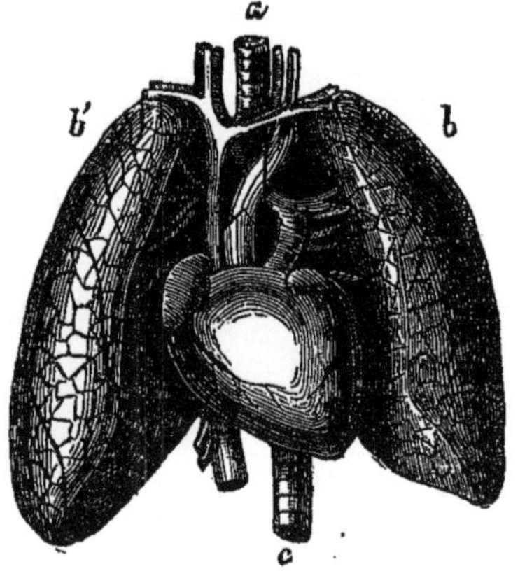

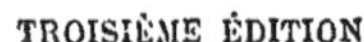

TROISIÈME ÉDITION

PARIS

IMPRIMERIE TOLMER ET CIE

3, Rue de Madame, 3

1881

LA
PHTHISIE PULMONAIRE

ET LES

MALADIES CHRONIQUES

DE L'APPAREIL RESPIRATOIRE

CHAPITRE Ier.

De la phthisie pulmonaire. — Considérations générales.

La *phthisie* ou *tuberculisation pulmonaire* est la plus meurtrière des maladies connues.

Tous les climats tempérés de l'Europe lui payent un large tribut, et si l'Orient est décimé par le choléra, l'Amérique par la fièvre jaune, les grandes villes de France, d'Angleterre, de Russie, d'Allemagne et d'Italie, n'ont rien à leur envier : elles ont la phthisie.

Les maladies chroniques de l'appareil pulmonaire augmentent tous les jours, on ne saurait le nier. Les constitutions s'appauvrissent, l'excès de bien-être détermine le lymphatisme et l'affaiblissement individuel, et si ces organismes déjà prédisposés à la maladie se trouvent par hasard ou par des circonstances fortuites exposés aux influences nocives d'une température froide et humide ou d'un milieu délétère, il faut s'attendre à voir la tuberculose se développer avec rapidité.

La phthisie est surtout l'apanage des races du Nord. Les populations blondes, au système lymphatique développé, sont une pâture toute prête pour ce redoutable fléau ; sans être pessimiste, on peut affirmer que ces peuples ont dans cette maladie un ennemi domestique bien plus à craindre que la guerre et les invasions.

Il arrivera pour eux ce qui eut lieu pour les Romains décimés par la goutte. Tant que ce peuple conserva les traditions d'austérité et de labeur incessant qui lui permit de satisfaire aux nombreuses exigences de sa vie militaire, il put conquérir le monde. Mais après la victoire, sa vie fut tout entière consacrée aux plaisirs et aux raffinements d'une existence opulente et voluptueuse ; la goutte fit alors son apparition. L'antique et forte race Latine, frappée de déchéance physique malgré de nombreux croisements de familles vit rapidement apparaître la dégradation morale et l'affaiblissement intellectuel ; les barbares firent le reste.

Cette assertion n'a rien de paradoxal, l'histoire est là ; et les ossements retrouvés dans les fouilles de Pompeï ont permis au professeur Delle-Chiaje, de Naples, de constater sur ces débris humains les lésions caratéristiques de la goutte. Il a publié à ce sujet un volume avec planches, l'*Osteologia Pompeiana,* qui ne laisse aucun doute sur cette grande cause de mortalité.

Par conséquent, puisque la goutte, affection relativement bénigne si on la compare à la phthisie, a pu exercer de tels ravages, cette dernière maladie, dont le développement et la marche envahissante grandissent tous les jours, arrivera fatalement à épuiser les races sur lesquelles elle a le plus de prise et à tarir en elles les sources de la vie.

La phthisie pulmonaire déjoue le plus souvent toutes les ressources de la thérapeutique. Les traitements les plus rationnels et les mieux conduits, la chimiatrie la plus précise, l'empirisme le plus audacieux, sont fréquemment impuissants, et sans considérer le phthisique comme un être fatalement voué à une mort prochaine, on doit faire toutes sortes de réserves quand il s'agit d'un cas de phthisie acquise prise même au début. Si le pronostic doit porter sur un malade dont les ascendants ont été tuberculeux, il est prudent de ne parler de guérison que dans les termes les plus restrictifs.

En 1878, qui représente une année moyenne, la mortalité dans la ville de Paris a été de cinquante mille personnes ; dans ce chiffre énorme, la phthisie enregistre à son actif huit mille six cents victimes, ce qui fait environ le cinquième, c'est-à-dire que sur six morts il y en a une causée par la phthisie.

Il est à remarquer que dans les quatre trimestres dont se compose l'année, la mortalité a été égale ou peu s'en faut pendant chacune de ces périodes de trois mois, et que les saisons n'ont pas modifié la maladie sous le rapport de sa terminaison. La pousse et la chute des feuilles n'ont donc pas exercé pour cette année du moins l'influence fatale qu'on leur attribue généralement, et c'est une légende qu'il est bon d'abandonner.

La tuberculose pulmonaire est une affection essentiellement *héréditaire*, parce qu'elle modifie profondément la modalité constitutionnelle de celui qui est en atteint et crée pour lui un état diathésique qui perpétue l'influence nosogénique.

Cette maladie fait aussi son apparition dans certaines conditions organiques d'*opportunité morbide*, elle est alors *acquise* ou *innée* et ne se développe que sous l'action d'une cause occasionnelle, d'autant plus difficile à saisir que l'influence nocive quoique ayant agi sur des milliers d'individus les aura respectés pour la plupart et n'en aura rendu malades qu'un nombre infinitésimal.

L'*innéité* détermine la diathèse chez le malade et celle-ci engendre l'*hérédité* dans la famille.

D'heureux croisements de races ont semblé enrayer la marche de la maladie, mais une observation attentive révèle bientôt chez les descendants les traces indélébiles et profondes de la tuberculose.

Leur constitution se distingue par une faiblesse remarquable de la circulation et des puissances musculaires chargées de la respiration ; le squelette est fragile et petit ; le système lymphatique très développé les prédispose à la scrofule. Celle-ci est propre à l'enfance, mais elle revêt bientôt sa forme la plus grave, c'est-à-dire qu'elle devient tuberculose dès que le sujet entre dans l'adolescence, parce que l'évolution physiologique inhérente à cet âge détermine l'opportunité morbide dont je parlais plus haut.

La tuberculisation est donc toujours à craindre chez les scrofuleux, et souvent chez eux la masse centrale des sommets pulmonaires présente des granulations tuberculeuses, alors que la périphérie semble saine.

Quand on remarquera que ces sujets sont prédisposés aux catarrhes, que la capacité vitale des poumons est diminuée, qu'à leur sommet la respiration est rude, accompagnée d'un son obscur à la percussion ; enfin que malgré leur apparence robuste et leur corps bien nourri une très grande fatigue succède à de légers efforts, il faut s'attendre à voir la maladie recommencer son évolution, frappant indistinctement les garçons et les filles jusqu'à l'extinction complète de la génération.

Ces faits d'une exactitude rigoureuse ont constamment provoqué de laborieuses recherches dans le but d'enrayer la marche de ce fléau destructeur.

Mais de bien rares succès ont couronné ces tentatives ; tous les travaux ont été stériles, et la solution de ce grand problème est encore à trouver. Chaque génération médicale apporte à l'œuvre commune un contingent de faits et de découvertes ; quelques individualités brillamment douées, plus attentives et mieux placées pour observer la maladie, signalent de temps à autre quelque lacune à combler dans les indications thérapeutiques que l'étude de certaines constitutions médicales circonscrites et localisées révèle plus spécialement, et là se borne en général pour cette maladie ce que l'on nomme le progrès en médecine.

Le résultat de ces efforts n'est pas cependant négatif ; le cadre nosologique s'agrandit, les moyens d'investigation se perfectionnent, le côté scientifique théorique et descriptif revêt un aspect plus dogmatique, quoique le résultat vraiment utile de ces observations patientes et laborieuses, celui qui importe le plus aux malades, c'est-à-dire la réalisation efficace et curative des désiderata entrevus, reste, hélas, souvent stationnaire et sans effet.

C'est une lacune que je vais essayer de combler en partie. Les cures obtenues jusqu'à ce jour sont si peu nombreuses qu'on doit les considérer comme accidentelles ; l'emploi souvent répété des mêmes traitements et dans des conditions aussi semblables que possible, n'a plus donné ce que l'on croyait pouvoir attendre, la guérison n'a pas eu lieu.

La médecine symptomatique quoique n'exerçant sur la maladie qu'une influence éphémère est encore la plus rationnelle ; elle dissimule certains symptômes dont la sédation fait concevoir au malade une possibilité de guérison. En résumé, l'effet est purement moral mais utile, et je n'aurai garde d'en déconseiller l'usage.

La thérapeutique est donc complétement ou à peu près impuissante contre la phthisie. L'aveu est pénible à enregistrer, mais il est vrai ; si elle retarde dans quelques cas la marche de la maladie elle ne la guérit jamais.

Chaque praticien a son remède de prédilection ; cette préférence très légitime à ses yeux s'est imposée parce qu'il en a constaté les heureux effets dans la plupart des cas qu'il a observés, mais tous arrivent au même but.

L'un préconise les révulsifs, vésicatoires et cautères.

L'autre se sera bien trouvé des corps gras, de l'iode et des iodures.

Celui-ci vantera tour-à-tour l'arsenic, le phosphore, la chaux, la soude, le plomb, le mercure, l'antimoine, les hypophosphites, la créosote et l'antique sylphium.

Celui-là plus anodin donnera la préférence à certaines eaux minérales, aux pulvérisations de liquides médicamenteux, aux fumigations ou inhalations de chlore, de goudron, de gaz de l'éclairage.

Tous constateront les excellents effets du lait, de l'opium, des expectorants, d'une bonne hygiène, d'un milieu cosmique approprié, mais pour tous le résultat sera le même, c'est-à-dire le spectacle d'une destruction lente, progressive, jusqu'à l'usure complète de l'organisme.

CHAPITRE II.

De la phthisie. — Nature. — Tubercules. — Diathèse tuberculeuse. — Hérédité. — Inoculation du tubercule. — La phthisie n'est pas une maladie infectieuse virulente.

La phthisie est une affection générale de l'organisme, localisée dans les poumons et caractérisée symptomatiquement par de l'amaigrissement, de la toux, de l'expectoration, du marasme, et enfin la mort du sujet.

Au point de vue anatomique, cette maladie consiste tout entière dans le développement ectopique de *granulations* cellulo-nucléaires.

Ces granulations sont incapables de marcher vers une organisation régulière ou une résorption interstitielle, leur durée est limitée, la nécrobiose les atteint rapidement, elles subissent la fonte purulente et déterminent dans le parenchyme pulmonaire un véritable abcès dont l'expulsion est devenue indispensable.

Le *tubercule* est formé par l'agglomération de plusieurs granulations. La grosseur des tubercules isolés est variable, le plus souvent leur volume est celui d'un grain de millet. L'espace intertuberculaire est constitué par du tissu normal plus ou moins comprimé, congestionné ou atrophié, de sorte que la coupe d'un poumon tuberculisé se présente sous l'aspect d'un pointillé gris sale au milieu d'un lacis plus ou moins violacé. Tel est l'état décrit sous le nom d'*infiltration granuleuse grise.*

Histologiquement, le tubercule résulte de la prolifération exagérée de l'un des éléments normaux du tissu connectif primitivement destiné à conserver l'état embryonnaire ou de noyau fibro-plastique.

Au début de la maladie, le tubercule se manifeste tout d'abord par une tache opaline parsemée de quelques points opaques légèrement renflés, dans lesquels on constate la cellule *géante* cause première de tous les désordres consécutifs et première forme des granulations tuberculeuses.

Ces granulations tuberculeuses se développent d'abord sur la tunique externe des vaisseaux capillaires, dont ils rétrécissent le calibre par la détermination d'une périartérite localisée dans les poumons, ce phénomène détermine de la congestion et de la dyspnée.

Plus tard la prolifération tuberculaire envahit la trame des fibres lamineuses qui réunit les canalicules respirateurs ou les dernières ramifications des bronches. Ceux-ci sont comprimés ou comblés.

Lorsque les tubercules constituent de petites masses de un ou deux millimètres environ, elles deviennent confluentes et changent de nature et d'aspect.

A ce degré, les noyaux fibro-plastiques se remplissent de fines granulations jaunâtres et friables ; cette transformation a lieu du centre à la circonférence et s'appelle : *infiltration granuleuse jaune.*

La diathèse existe alors et la maladie se *généralise.* Ces amas jaunâtres se réunissent en se développant pour constituer des masses ovoïdes ou sphéroïdales du volume d'un pois à celui d'un œuf, isolées ou agglomérées ; elles sont d'un jaune pâle et de consistance cireuse ; ce sont les *tubercules crus.*

La période de crudité dure un temps variable ; elle représente pour ainsi dire la vie du tubercule, mais cette vie a une existence limitée ; l'état sénile ou la *nécrobiose* l'atteint rapidement, la cohésion naturelle de chacun des éléments microscopiques du tubercule diminue, et le résultat de cette dissociation est un liquide séreux chargé de leucocytes. Ce liquide est du *pus*, les tubercules sont *ramollis*.

La conséquence de ce ramollissement est un abcès intra pulmonaire presque toujours inaccessible, contre lequel les procédés chirurgicaux employés par quelques opérateurs hardis ont été impuissants. Cet abcès dans son travail d'érosion se rapproche continuellement de la muqueuse aérienne pour se frayer une ouverture qui lui permet de s'échapper peu à peu au dehors. Le mécanisme de cette expulsion tient à des causes multiples ; la rétraction des parois du foyer ; l'ébranlement communiqué aux poumons par les accès de toux ; et la position prise habituellement par le malade.

Ces collections purulentes s'appellent *vomiques* ; l'excavation ulcéreuse qui persiste dans le poumon après l'évacuation plus ou moins complète de la matière phymique ramollie constitue la *caverne*.

La phthisie pulmonaire est une maladie essentiellement *héréditaire*. L'hérédité en est souvent *directe :* un père ou une mère tuberculeux engendrent des enfants phthisiques. Elle est fréquemment aussi *indirecte :* un père ou une mère non tuberculeux, mais ayant eu des parents éloignés phthisiques, engendrent des enfants qui deviennent tuberculeux. Quelquefois l'hérédité saute une génération, on la nomme hérédité *en retour* ; l'enfant ne ressemble ni à son père ni à sa mère, mais à son grand-père ou à sa grand'mère.

L'hérédité n'est pas nécessaire et fatale ; indépendamment des prescriptions hygiéniques et médicales par lesquelles on la combat avec quelques succès, l'*innéité*, c'est-à-dire la puissance individuelle qui à chaque naissance donne au nouvel être des caractères organo-physiologiques particuliers qui lui permettent d'effacer peu à peu les influences de l'un et de l'autre générateur, arrive par la succession du temps à détruire la prédisposition morbide ; six générations sont en général nécessaires pour obtenir ce résultat. En faisant agir l'hérédité sur elle-même, c'est-à-dire en choisissant la nature des parents, la nature du temps ou de l'époque de la vie, la nature du lieu, la nature de l'état où l'être se reproduit, on imprime à l'enfant des conditions inverses de celles qui ont causé la maladie du père ou de la mère.

Il est de nécessité absolue pour les tuberculeux d'éviter les mariages consanguins, car la consanguinité élève l'hérédité à sa plus haute puissance ; elle assure à peu près infailliblement chez les enfants la répétition des qualités ou des vices des ascendants, des mérites de la famille ou de ses défauts. Le médecin appelé à donner son avis dans un cas de ce genre devra toujours faire passer les considérations de transmission héréditaire des maladies avant les considérations de transmission héréditaire des fortunes et des positions sociales ; et si le malade qu'on lui soumet est trop profondément atteint, il devra conseiller le célibat.

La tuberculose est non-seulement une maladie héréditaire ou acquise, mais encore elle peut se développer par voie d'inoculation, et son *inoculabilité* est aujourd'hui un fait complétement prouvé.

L'introduction sous la peau par la lancette des produits caséeux tuberculaires détermine la formation de tubercules chez l'animal soumis à l'expérience.

Ainsi, plusieurs lapins inoculés à l'oreille ont, après quelques semaines, été trouvés porteurs de tubercules intra-pulmonaires; tandis que les lapins de la même portée non soumis à l'inoculation étaient complétement indemnes.

La même expérience faite sur des cobayes avec de la matière fongueuse d'origine scrofuleuse a toujours déterminé une infiltration tuberculeuse généralisée, ce qui établit bien au point de vue anatomique l'origine commune de la scrofule et de la tuberculose.

Pour être complet, je dois ajouter que l'inoculation faite avec du noir de fumée a donné un résultat tout à fait semblable. De sorte que s'il est vrai que l'inoculation de la matière tuberculeuse détermine la phthisie pulmonaire, on la provoque également par l'inoculation d'un produit amorphe et ne présentant aucune trace de matière organisée.

L'*Auto-inoculation*, ou l'auto-infection est encore un phénomène certain. Des foyers caséeux anciens disparaissent quelquefois sous l'action d'influences diverses : cette absorption de produits morbides crée pour le sujet un état dyscrasique particulier qui aboutit à la formation de nouveaux tubercules; cette infection phymatogène est la cause la plus puissante de la généralisation des tubercules.

La tuberculose n'est pas *contagieuse* pour l'homme, comme le sont les maladies infectieuses virulentes ou épidémiques: en effet, les cas dits de contagion ne sont que des inoculations produites par la pénétration dans les bronches de parcelles atomiques de tubercules desséchées, provenant de crachats expectorés et suspendues dans l'air atmosphérique.

Quant à l'ingestion des agents morbigènes, tels que le lait provenant d'un sujet tuberculeux, il est hors de doute qu'il y a encore là une cause d'infection. Le lait d'une vache tuberculeuse administré à différents animaux à déterminé chez ceux-ci du catarrhe gastro-intestinal, et la tuberculisation des ganglions mésentériques. Il en résulte qu'une mère tuberculeuse ou même suspectée de l'être, ne doit jamais allaiter ses enfants; à plus forte raison doit-on s'abstenir de donner à un nourrisson bien portant une nourrice dont les poumons sont douteux.

Il y a quelques mois à peine, un médecin allemand, de l'université de Greifswald, voulant expliquer la contagiosité de la tuberculose, a prétendu que dans la matière phymique ramollie on trouvait toujours des vibrions et des bacteries, et que par conséquent la phthisie était une maladie virulente analogue aux affections charbonneuses.

C'est une erreur grossière qui ne peut soutenir la discussion. Depuis cette publication, j'ai examiné au microscope de la matière tuberculeuse provenant de divers malades, je n'y ai jamais rencontré de vibrions. Les ouvrages les plus complets écrits sur ce sujet et publiés par des hommes de grand talent, ne parlent pas de vibrion ou de bacterie. Enfin quelques-uns de mes confrères se sont à ma prière occupés de cette question, et leur réponse à été négative.

D'un autre côté, la marche de la phthisie pulmonaire réfute complétement l'affirmation du médecin allemand; dans les affections infectieuses virulentes caractérisées par la présence de vibrions dans l'organisme, la mort survient en quelques jours dans les cas chroniques, et en quelques heures avec des symptômes fébriles très intenses dans les cas aigus. C'est la règle. Dans la phthisie, au contraire, la mort arrive au bout de sept à huit ans dans la forme lente, et en trois ou quatre semaines dans la forme suraiguë dite galopante.

Dans les poumons atteints par la tuberculose, les tubercules se déposent souvent sous forme de granulations régulièrement diffusés dans le parenchyme et le tissu péribronchique des divisions terminales des bronches, ils restent à l'état cru et semblent s'être développés sous l'effort d'une seule poussée générale. C'est la forme *miliaire* non *suppurée* ou *aiguë*. Le tissu pérituberculaire comprimé par les granulations est sain, mais densifié, congestionné ou anémié par aplatissement des vaisseaux capillaires, et çà et là on aperçoit les dilatations ampullaires d'un emphysème localisé. A l'auscultation, les bruits stéthoscopiques sont ceux de la pneumonie chronique et de la bronchite capillaire. Quant à sa marche et à sa durée, elle se comporte comme la broncho-pneumonie grave, c'est-à-dire qu'elle est rapide et presque toujours fatale.

La *tuberculose chronique ulcéreuse* est la forme la plus ordinaire de la phthisie. Dans celle-ci, les granulations s'accumulent en masse en un point du parenchyme pulmonaire, surtout au sommet où elles constituent des amas assez volumineux. Le poumon gauche est en général le premier ou le seul atteint, mais le poumon droit ne tarde guère à être envahi à son tour. Le développement de la masse tuberculeuse est périphérique ; il semble que des propriétés phagédéniques favorisent ses effets destructeurs. Ces agglomérations compactes de tubercules passent rapidement à l'état jaune et purulent ; l'abcès une fois formé érode et perfore bientôt les cloisons interlobulaires pour s'ouvrir dans un tuyau bronchique et gagner les grosses bronches et la trachée, et enfin être expulsé sous forme de crachats ou de vomissements mêlés de pus et de sang.

La place primitivement occupée par l'abcès reste béante

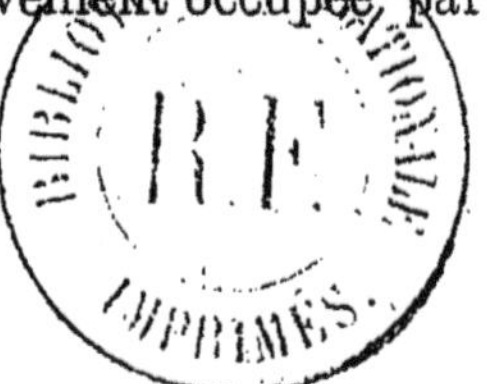

et la caverne qui en résulte conserve toujours la tendance à l'ulcération circonférencielle, de sorte que la cavité va grandissant jusqu'à la mort du malade. Elle arrive fatalement lorsque la destruction et l'obstruction pulmonaire ne permettent plus l'hématose d'une part et que la cachexie tuberculeuse atteint son maximum de développement.

Cependant il existe quelquefois des cavernes pulmonaires produites par une autre affection que la tuberculose ; c'est de la *pneumonie caséeuse* qu'il s'agit. Cette maladie différente de la phthisie à son origine s'en rapproche dans les diverses phases qu'elle parcourt et finit par lui être tout-à-fait semblable dans ses périodes ultimes.

Quoiqu'il en soit la caverne est tapissée par une membrane granuleuse bourgeonnante. Ces bourgeons larges, mous et peu saillants, se recouvrent, les uns, de cytoblastions sphériques sans tendance à la cicatrisation; les autres, au contraire présentent, çà et là au milieu des noyaux embrioplastiques des cellules épithéliales, véritable rudiment de tissu, cicatriciel qui bientôt l'emportant en quantité sur le pus, forme une pellicule épidermique, qui dans quelques cas excessivement rares s'organise définitivement en tissu cicatriciel dur, rétractile et résistant.

CHAPITRE III.

Dualité de la phthisie pulmonaire. — Pneumonie caséeuse. — Tuberculose. — Symptômes, marche, durée, terminaison.

La *pneumonie caséeuse* fréquemment aussi appelée *phthisie caséeuse*, diffère de la tuberculose en ce qu'en général elle n'occupe qu'un seul poumon à la fois, et qu'elle siége surtout à la base de l'organe. Mais si la pneumonie caséeuse envahit les sommets, si la lésion déjà avancée est passée à l'état d'infiltration jaune ou de suppuration avec formation de cavernes, le diagnostic différentiel des deux affections devient bien difficile.

L'examen des poumons de sujets morts de phthisie caséeuse les montre durs, secs et denses, d'une coloration jaune pâle teintée de rouge. La surface de section en est lisse et plane, semée çà et là de fines granulations.

La vascularité de ces organes a diminué d'une manière notable ; les vésicules bronchiques comprimées et aplaties communiquent à la masse pulmonaire un état de compacité imperméable qui les fait rapidement gagner le fond de l'eau dans laquelle on les a plongés. Les parties infiltrées de granulations sont colorées d'un gris cendré ardoisé, marbré de teintes rouge-bleuâtre.

L'induration grise consiste en une matière amorphe finement granuleuse, molle et friable de consistance caséeuse, qui remplit les vésicules pulmonaires, atrophie et déchire le lacis vasculo nerveux ambiant.

Ces granulations amorphes deviennent rapidement le siége d'un mode particulier de ramollissement qui aboutit bientôt à la formation d'ulcérations et d'excavations pulmonaires, plus ou moins spacieuses, remplies d'un liquide ichoreux seropurulent.

Arrivée à ce degré, la pneumonie caséeuse se comporte tout à fait comme la tuberculose ; les symptômes en sont les mêmes, ainsi que la marche, la durée et la terminaison.

La tuberculose est en général d'un diagnostic assez facile ; les médecins voient presque toujours les phthisiques lorsque les lésions internes sont assez avancées, de sorte que l'erreur n'est guère possible. Mais par contre nous voyons peu de phthisies au début, les signes de la maladie sont encore assez incertains, les lésions n'empêchent pas le malade de vaquer à ses occupations, et si l'hérédité n'est pas à redouter, ces malades réclament rarement les conseils d'un homme éclairé.

Les causes déterminantes de la phthisie sont des plus diverses ; en premier lieu il faut mettre l'hérédité sur laquelle je me suis suffisamment étendu. Viennent ensuite les causes prédisposantes individuelles, telles que : la *misère physiologique*, l'*inanition minérale*, conséquence d'une mauvaise alimentation, de conditions hygiéniques défectueuses, de maladies graves antérieures, d'excès de toute espèce, de chagrins, de fatigues, etc.

Quelques professions exposent ceux qui les excercent à inspirer des poussières insolubles, dures, à arêtes vives, dont l'action locale sur la muqueuse bronchique amène un état hypérémique aigu et peu à peu le développement des tubercules ; ce sont surtout celles d'aiguiseur, de mineur, de tailleur de pierres.

L'application subite du froid sur le thorax, des contusions, une maladie épidémique, ont pu dans certains cas provoquer soit la tuberculose, soit la pneumonie caséeuse.

L'état anatomique de la tuberculose se présentant sous deux formes, celui de tubercules crus et celui de tubercules ramollis, il est évident que les symptômes de cette affection seront différents, suivant qu'on aura à la diagnostiquer sous l'une ou sous l'autre forme.

Le début de la maladie est toujours insidieux, j'allais dire sournois, et ne se rattache qu'à des causes banales. Le malade tousse peu d'abord, et se fatigue avec facilité ; la toux devient progressivement plus fréquente, et se localise comme heure, son maximum d'intensité à lieu le soir ; bientôt le malade constate une certaine émaciation et des sueurs nocturnes.

Cette trilogie symptomatique : toux, amaigrissement, sueurs nocturnes, suffit déjà pour faire suspecter la phthisie.

La certitude devient en peu de temps complète. A la toux s'ajoute l'expectoration, souvent hémorrhagique ; elle consiste presque toujours en quelques filets de sang auxquels les malades attachent une importance médiocre. L'oppression plus ou moins grande les empêche de marcher longtemps et surtout de monter.

Les sueurs nocturnes, d'abord limitées au creux épigastrique et à la tête, se généralisent ; elles ont lieu sur toute la surface du corps, et sont plus abondantes et plus visqueuses.

L'amaigrissement devient plus évident en ce qu'il atteint la face : les yeux sont caves, les pommettes saillantes, les tissus se décolorent, les muscles sont flasques et sans force, la peau trop large forme des plis.

La *percussion* révèle des matités et des submatités sous claviculaires.

L'*auscultation* permet d'entendre des bruits de souffle, des râles divers, correspondant à l'état de destruction des poumons.

Quand les tubercules sont ramollis, les symptômes précédemment décrits existent à un degré plus grand et avec des modifications importantes.

La toux est à peu près continuelle, quinteuse, difficile et grasse, souvent elle est suivie de vomissements et toujours d'expectoration abondante.

Les crachats, d'abord blancs, aérés et muqueux, deviennent gris jaune, épais, compactes, arrondis, gommeux, plus rarement teintés de sang.

L'oppression augmente, la poitrine est le siége de vives douleurs intercostales.

La percussion indique des matités et des sonorités anormales, du bruit de pot fêlé, etc.

Mais l'auscultation fournit des signes bien plus évidents encore : le bruit respiratoire devient rude et trachéal, de gros râles crépitants, mélangés de râles sous crépitants et cavernuleux, remplacés çà et là par des gargouillements de la bronchophonio et de la pectoriloquie avec souffle amphorique et tintement métallique indiquent les divers états de suppuration pulmonaire.

Le phénomène le plus remarquable et le plus constant de ce ramollissement général est l'apparition, la continuité et l'augmentation de la fièvre dite *fièvre hectique*, qui accélère la marche et le développement de tous les symptômes, et par conséquent de toutes les lésions.

Les altérations gastro-intestinales se traduisent par des vomissements, de l'inappétence, dé la soif vive et de la diarrhée.

Chez les femmes, les règles sont supprimées; chez beaucoup de malades la phthisie laryngée fait son apparition; les ongles revêtent la forme hippocratique, et les destructions générales sont telles que la guérison devient très problématique.

La marche de cette maladie est presque toujours chronique, elle dure de cinq à huit ans. Pendant cette succession de temps, il n'est pas rare de voir survenir dans son cours des améliorations notables, de durée assez grande, surtout au début. Mais ces rémissions sont suivies d'exacerbations comme si la maladie avait hâte de récupérer le temps perdu jusqu'au moment de l'apparition de la fièvre hectique. La phthisie revêt alors des propriétés destructives particulières, l'organisme n'oppose plus de résistances sérieuses, et l'effondrement des malades est aussi rapide que complet.

Dans les cas de phthisie galopante, la maladie dure en général un mois; mais on a vu des phthisies chroniques durer plus de vingt ans, et les malades succomber par une toute autre maladie. Ajoutons que ces cas sont des plus rares; mais cependant ils existent.

Quant à la terminaison, elle est presque toujours fatale. Lente ou rapide, la mort est la règle. Le dépérissement successif, la consomption, le marasme sont les facteurs de la mort lente; les hémorrhagies pulmonaires, les vomissements, la diarrhée colliquative accélèrent cette terminaison.

Quelquefois même de malheureux phthisiques meurent subitement et sans cause appréciable.

La phthisie aiguë affecte trois formes distinctes ; la plus rare est la *forme suffocante*, viennent ensuite la *forme catarrhale* et la *forme typhoïde* la plus commune.

Dans la *forme suffocante*, le malade semble atteint d'asthme névralgique ; à l'auscultation et par la percussion on ne constate rien, le cœur est sain, et ce n'est que par exclusion de toute autre maladie qu'on peut conclure à la phthisie. La marche est des plus rapide, et la mort arrive en un mois, par asphyxie.

La *forme catarrhale* simule la bronchite capillaire ; pendant quinze jours environ, il est bien difficile, sinon impossible, d'établir symptomatiquement le diagnostic différentiel. Mais à partir de cette époque se révèlent les signes de la phthisie, dont la marche affecte cependant l'allure rapide de l'infiltration tuberculeuse généralisée.

La *forme typhoïde* est la plus commune, rarement, surtout au début, il est possible de la différencier d'avec la fièvre typhoïde ; la toux manque souvent ; quand elle existe, on est tenté de la considérer comme un épiphénomène, jusqu'à ce qu'une hémoptysie, assez rare toutefois, vienne juger la question en faveur de la tuberculose.

Comme pour la fièvre typhoïde, la mort arrive à la fin du deuxième ou du troisième septenaire, à la suite d'accident cérébraux divers, et sans qu'on ait pu saisir les phénomènes stéthoscopiques pathognomoniques de la phthisie.

On peut donc établir en général que les signes de la tuberculose ne lui appartiennent pas exclusivement, et que lorsqu'ils existent ils ne sont pas nécessairement produits par les granulations seules. C'est un point de vue qu'il ne faut jamais oublier.

CHAPITRE IV.

Diagnostic de la phthisie pulmonaire. — Pressinervoscopie. — Électronervoscopie. — Spirométrie. — Capacité vitale. — Pronostic.

Le diagnostic de la phthisie résulte du classement méthodique des divers symptômes qu'elle présente, suivant les phases où on l'observe. On doit par conséquent chercher à le poser au début de la maladie, c'est-à-dire quand les poumons influencés par le processus morbide sont graduellement gênés dans leurs fonctions et subissent pour ainsi dire le travail préparatoire nécessaire à la prolifération des granulations cellulo-nucléaires.

Plus tard, lorsque les poumons sont infiltrés de masses volumineuses de tubercules crus, les signes de diagnostic sont plus accusés et passent à l'état de certitude : les craquements secs, puis humides, les râles muqueux limités aux sommets et en un point fixe ; dans la zone périphérique de ce point, les modifications de la respiration obscure, soufflée, rude ; la fièvre ; les signes fournis par l'inspection du thorax, etc., laissent peu de place au doute.

Plus tard encore, quand la phthisie atteint la période de ramollissement, lorsque çà et là les organes respiratoires sont criblés de petites cavernes, ou de vastes cavités plus ou

moins remplies de pus, qu'on y perçoit un bruit hydro aéri-
que, des gargouillements de la respiration amphorique et
du tintement métallique, on ne peut plus se faire illusion
sur la nature de cette affection.

Si le malade est atteint de phthisie aiguë ou phthisie
galopante, la granulie s'annonce par de l'orthopnée, la
disparition du murmure vésiculaire, une submatité généralisée dans toute l'étendue des deux poumons, et les phénomènes stéthocopiques de la bronchite.

L'âge du malade, dix-huit à vingt-cinq ans, et une infinité
de symptômes, accessoires peu importants, considérés
isolément, mais de très grande valeur pris en masse,
permettent d'établir le diagnostic d'une manière précise et
absolue.

De cet exposé il résulte que si le diagnostic est assez facile
dans les deux dernières phases de la phthisie pulmonaire,
il n'en est pas de même au début de cette affection. Il nous
importe beaucoup cependant de saisir les premières mani-
festations de la tuberculose, car il est probable que dans bon
nombre de cas, un traitement hygiénique et même pharmaceutique pourra apporter un retard considérable à l'apparition des phénomènes plus redoutables de la seconde et de la
troisième période.

Voici à ce sujet ce que mon honorable confrère, M. le docteur Pinel, vient de publier dans le répertoire de médecine
dosimétrique. Ce médecin distingué ne connaissait pas ma
brochure publiée en 1873, je suis heureux de voir adoptée en
principe par lui; en 1880, une méthode de traitement que
j'applique depuis 1869 et qui, je l'espère, conservera désor-
mais la place qui lui appartient dans la thérapeutique de la
phthisie pulmonaire.

« La pressinervoscopie est, ainsi que l'indique son

nom, la compression d'un nerf et l'attente de la douleur
dans l'endroit lésé.

« Je m'occupe ici spécialement du pneumo-gastrique,
que je comprime au cou au point de vue de la découverte
du début des maladies de poitrine.

« Les pneumo-gastriques dans leur parcours du trou
déchiré postérieur, à leur entrée dans la cage thoracique,
suivent le trajet de la carotide externe, laquelle est recou-
verte par le muscle sterno-cleido-mastoïdien.

« Le pouce posé sur la partie médiane de ce parcours,
et les autres doigts en opposition sur la région verticale,
je comprime directement sur la carotide, sentant fuir sous
le doigt un corps tendineux, qui n'est autre que le pneumogastrique. Chez l'homme à l'état sain il est insensible,
mais chez la femme il est plus sensible localement à cause
des différentes phases menstruelles. La pressinervoscopie
provoque différentes modalités d'impressions douloureuses
à la partie affectée du poumon, et le médecin reconnaîtra
par le caractère propre de ces douleurs, s'il a sous les yeux
un début de phthisie, de pneumonie, de pleurésie ou de
pleuro-pneumonie.

« Par cette manière de procéder, je change l'ordre des
recherches : ce n'est plus le médecin qui indique le siége
du mal, comme par l'auscultation et la percussion, mais
c'est le malade lui-même qui indique au médecin où
est le point affecté, et qu'elle est la modalité de la douleur
qu'il ressent. Suivant ces modalités, le médecin reconnaît
s'il a affaire à telle ou telle maladie, et prescrit alors le
traitement approprié. A ce moment là, c'est-à-dire au
début de la maladie, l'auscultation et la percussion sont
inutiles, car j'ai vu des cas où l'on ne trouvait rien par ces
modes d'exploration, tandis que la pressinervoscopie ve-

nait découvrir le mal naissant confirmé ensuite par l'électricité. Surtout si l'on remplace le pouce par un courant négatif de faible tension et qu'on explore les endroits douloureux trouvés par la pressinervoscopie, avec l'autre pôle.

« La compression du pneumo-gastrique ne révèle plus de douleur caractéristique à la périphérie du poumon quand la phthisie est arrivée à son second degré. Il n'y a plus d'irradiation, c'est-à-dire qu'il y a absence de courant nerveux. Cette disparition n'est due qu'à un désordre des circulations artérielle veineuse et lymphatique des lobules pulmonaires.

« Ces désordres se répercutent sur les ganglions bronchiques, qui s'enflamment, s'hypertrophient, se tuberculisent et compriment les pneumo-gastriques, en arrêtant la circulation nerveuse dont je viens de parler plus haut. Je ne puis plus alors réveiller la douleur caractéristique. Dans ce cas, la fonction des pneumo-gastriques est suspendue, et la douleur de la périphérie pulmonaire est remplacée par une douleur sous-sternale que les malades appellent: l'oppression.

« On prévoit souvent que tel ou tel sujet deviendra phthisique, soit par l'hérédité ou des diathèses, ou bien encore par les mille accidents de la vie. Mais qui peut prévoir le moment critique du commencement de la maladie? Les sens ne sont pas assez parfaits pour entendre les modifications du murmure vésiculaire. C'est alors qu'apparaît l'importance de la pressinervoscopie qui, elle, dévoilera le point attaqué.

« Le premier début se caractérise par une légère oppression à la périphérie du poumon, circonscrite en un point; puis succède une douleur crampoïdale, et ensuite

une douleur plus vive qui se caractérise par des milliers
d'épingles. Cette dernière sensation est accompagnée de
douleur sous-sternale accusée par le malade.

« C'est à ce moment seulement que commence ce que
l'on appelle le premier degré de la phthisie, reconnu par
Laënnec, mais qui en réalité n'est que le second. A ce moment là, on pourra employer l'électricité, qui confirmera
ces symptômes, car les courants sont insensibles à l'état
sain.

« On pourra donc en s'y prenant à temps guérir sûrement la phthisie. Toute l'importance est là : ne pas attendre les symptômes entendus par la percussion et l'auscultation. »

Jusqu'à présent, le procédé du docteur Pinel est le seul
qui rende possible le diagnostic de la phthisie au début, et il
constitue un progrès réel d'une application facile, bien
supérieur comme valeur aux indications que peut fournir
la spirométrie ; car un malade peut être privé du quart de
ses poumons et vivre sans gêne, sans oppression, grâce à
une respiration supplémentaire, et ne présenter aucune
diminution dans sa capacité vitale.

Dans la respiration normale il y a environ le tiers des
poumons qui entre en action ; ainsi des milliers de tubercules
peuvent infiltrer ces organes sans pour cela manifester leur
présence par de la gêne dans les inspirations ordinaires.
Ce n'est que dans les grandes inspirations, dans l'exercice,
dans les bâillements, dans les efforts de la voix, dans le chant,
dans tous les mouvements où l'action de la totalité des poumons est réclamée que l'on s'aperçoit des premiers débuts
d'une lésion de l'appareil respiratoire.

Chez un homme de petite taille, la capacité totale des
poumons varie de deux litres et demi à trois litres ; pour

un sujet de moyenne stature elle est de trois litres en général, et ceux des hommes les plus grands peuvent renfermer jusqu'à quatre litres d'air.

Cependant malgré ces différences notables, le volume d'air mis en circulation dans les poumons par un mouvement respiratoire normal est en moyenne de un demi-litre pour tous ; on l'appelle : *capacité vitale* des poumons.

La capacité vitale reste la même dans la phthisie au début ; mais si elle diminue, on doit toujours soupçonner l'existence d'une lésion grave, étendue et profonde qu'on n'a pas de peine à déterminer.

Le pronostic que l'on est appelé à porter sur la phthisie pulmonaire doit toujours être grave, car sauf de très rares exceptions, la maladie se termine par la mort.

Cependant si on considère la durée de la maladie, le pronostic peut être à ce point de vue relativement favorable. Suivant qu'il visera un malade au début de cette affection, que ce malade pourra se procurer tous les soins possibles, que la phthisie aura revêtu une forme chronique et une allure très lente, qu'il offrira lui-même au physique et au moral une grande force de résistance, on pourra le placer dans la catégorie des malades qui vivent six ou huit ans ou bien s'il se trouve dans des conditions tout à fait opposées, on doit craindre une issue fatale et à bref délai.

Il faut tenir grand compte des surprises agréables ou désagréables qui attendent parfois le médecin et son malade, sans qu'il soit possible de les prévoir et de les rattacher à des causes appréciables ; aussi est-il bon d'être toujours bien réservé. Il ne faut pas affaiblir la confiance que le malade accorde à son médecin, car de ce doute naît un état d'inquiétude et d'irritation psychique des plus dangereux au point de vue de la dépression physique qui l'accompagne.

CHAPITRE V.

Traitement. — Considérations générales. — Curabilité de la phthisie pulmonaire. — Arsenic. — Évaporation. — Air dilaté.

Le traitement de la phthisie pulmonaire serait des plus faciles à exposer et même à appliquer, si le médecin, un peu fataliste, considérant son malade comme voué à une mort plus ou moins prochaine, se bornait à puiser dans la pharmacopée actuelle tous ses moyens de combat, pour les diriger judicieusement et à propos contre chacun des symptômes morbides au fur et à mesure qu'ils se produiraient. Le pronostic fatal une fois porté et admis, on pourrait se borner à cette médecine palliative quoique tout d'abord rassurante pour les malades, d'autant plus qu'en général ceux-ci s'abusent sur leur état, qu'elle qu'en soit la gravité.

Cela posé, le traitement symptomatique ne nous arrêtera pas longtemps.

A la toux on opposera les diverses préparations narcotiques indiquées dans le codex en ayant soin de les varier quand à leur dose, leur nature et leur forme. A l'opium, à la morphine, à la codéine, on pourra substituer suivant le cas la belladone, l'atropine, la jusquiame, le bromure de potassium, le chloral, etc. A la forme de poudres, de pilules on pourra préférer les sirops, les solutions, les vins, etc.

La fièvre suivant son type sera jugulée par la digitale, les composés quiniques ou la vératrine.

Les sueurs nocturnes seront arrêtées par le plomb, le tannin, la poudre d'agaric, etc.

L'état inflammatoire des poumons sera avantageusement modifié par les révulsifs locaux, teinture d'iode, vésica-toires, cautères, pointes de feu.

Les cautères sont préférables aux vésicatoires; ils agissent plus rapidement, plus profondément, ils sont moins douloureux, on peut en appliquer plusieurs de petite dimension et simultanément sur les deux poumons. Il n'est pas nécessaire de les faire suppurer, il vaut mieux en poursuivre la cicatrisation rapide, et en poser de nouveaux.

Les pointes de feu, appliquées sur les points malades, sont très efficaces. On choisit les espaces intercostaux; leur action est très vive, elles n'empêchent pas les malades de vaquer à leurs occupations, très souvent elles détruisent les névralgies intercostales si douloureuses et si rebelles. J'ai obtenu par ce procédé la cessation complète d'hémoptysies abondantes et dangereuses que rien n'avait pu arrêter.

L'expectoration pourra être diminuée, augmentée ou modifiée par diverses substances dites expectorantes, fluidifiantes, désinfectantes, etc.

L'état général de la constitution, l'inanition minérale surtout sera combattue par tous les reconstituants, les toniques, l'huile de foie de morue dont il faudra bien connaître l'origine, les sels de chaux, le quinquina, la coca, une excellente nourriture et tous les aliments d'épargne.

L'alimentation sera surveillée de très près, et augmentée par l'emploi de la viande hachée prise crue, des vins rouges toniques généreux. On assurera la digestion s'il y a de la dyspepsie par l'usage de la pepsine et de la diastase.

Les vomissements et la diarrhée seront l'objet des préoccupations du médecin, de légers laxatifs, du bismuth, de l'eau de chaux, les astringents en général la feront cesser.

Le sommeil sera facilité par une bonne hygiène ou obtenu à l'aide des médicaments.

Enfin le médecin trouvera facilement dans l'arsenal pharmaceutique de quoi satisfaire aux diverses indications symptomatiques que son malade lui présentera.

Le résultat d'une semblable thérapeutique, et j'ajoute que c'est la plus fréquemment employée, est facile à prévoir. Les malades vont s'affaiblissant avec plus ou moins de lenteur; au début de leur affection, quelques améliorations éphémères semblent se produire, mais celle-ci reprend bientôt le dessus et parcourt toutes ses phases dans un laps de temps dont la durée est variable suivant sa forme.

D'autres fois, au contraire, le malade fait appel aux connaissances d'un médecin qui croit au dogme de la curabilité de la phthisie pulmonaire. Je ne parle pas de celui qui vend telle ou telle substance qu'il décore d'une appellation pompeuse presque scientifique pour les profanes; son but est de vendre son remède aussi cher et autant de fois qu'il le peut. Il ne voit dans l'exercice de sa profession que le côté mercantile et il l'exploite à outrance.

Mais en général la croyance à la guérison ordinaire de la phthisie pulmonaire repose sur l'étude approfondie de tel ou tel médicament, sur son action physiologique; ses propriétés thérapeutiques et sa localisation dans tel ou tel organe. Ou bien sur la nature des cicatrisations observées dans les cavernes de tuberculeux.

Cette thérapeutique devient exclusive ; elle est la même pour tous les malades qui s'adressent à celui qui la préconise, et dans ces cas encore, les résultats sont à peu près négatifs.

Nous allons cependant passer en revue en les réduisant à leur juste valeur les principaux traitements qui sont employés par les spécialistes.

Arsénic. — Dès la plus haute antiquité, les arséniaux ont été mis à contribution pour le traitement de la tuberculose. Pline et Dioscoride parlent d'affections catarrhales des poumons avec crachement de sang, guéries par le sulfure rouge d'arsenic ; on le projetait sur des charbons ardents et les malades en aspiraient les vapeurs.

Les arabistes conservèrent cette pratique. Le professeur Trousseau, s'appuyant sur Dioscoride dont l'affirmation est des plus nettes, propagea ce traitement. Voici le passage de Dioscoride : « On administre à l'intérieur l'arsenic aux malades qui ont de la suppuration dans la poitrine ; mêlé au miel, il rend la voix plus claire, on le donne aux asthmatiques en potion avec de la résine. Dans les toux chroniques et rebelles, on fait respirer aux malades, à l'aide d'un tube, la vapeur d'un mélange de résine et d'arsenic. »

Voici le traitement de Trousseau, et ce qu'il en dit :

« Nos essais ont été faits sur des phthisiques et sur des malades atteints de catarrhes chroniques du larynx. Chez les phthisiques nous avons obtenu non pas des guérisons, mais tout au moins une suspension des accidents fort extraordinaire dans une maladie dont rien ne retarde la marche fatale. Nous avons vu la diarrhée se modérer, la fièvre hectique diminuer, la toux devenir moins fréquente, la respiration prendre un meilleur caractère, mais nous n'avons pas guéri. De nouveaux tubercules se formaient et se ramollissaient, la mort venait plus tard, il est vrai, mais elle venait inévitable comme toujours. Toutefois les résultats que nous avons obtenus sont pour nous des motifs d'encouragement, et rien n'empêche d'espérer que dans les affections peu étendues, nous obtiendrons une complète guérison. Voici d'ailleurs la méthode que nous avons mise en usage. Nous faisons préparer une solution arsénicale de deux à quatre grammes d'arséniate de soude dans vingt grammes d'eau distillée. Un morceau de papier d'une grandeur déterminée est imbibé dans cette solution, puis séché et plié en forme de cigarette. De cette manière chaque cigarette peut contenir un poids connu d'arséniate de soude, ordinairement cinq ou dix centigrammes ; les malades, après avoir allumé la cigarette, en aspirent la fumée dans la bouche, puis, par une lente inspiration, la font passer dans les bronches. On aspire d'abord quatre à cinq gorgées deux ou trois fois par jour, et à mesure que l'on s'y habitue on augmente le nombre des inspirations. Quand il y a beaucoup d'oppression, on peut rouler dans le papier des feuilles de datura stramonium.

« En même temps que chez nos malades nous faisons faire des fumigations arsenicales, nous administrons à l'intérieur des pilules d'acide arsénieux à la dose de 2 à 15 milligrammes dans le courant de la journée. »

Les affirmations du professeur Trousseau ne laissent aucune place au doute ; il est bien évident que les arsénicaux convenablement administrés remplissent dans le traitement de la phthisie pulmonaire une indication capitale et produisent les effets les plus heureux. Il ne guérit

pas, dit le savant clinicien, mais on peut espérer qu'il gué-
rira dans des affections peu étendues. Il importe donc
beaucoup de préciser l'époque où les lésions font leur apparition ; l'organisme se trouve alors dans un état particulier de réceptivité, mais la diathèse n'a pas acquis toute
sa puissance. L'arsenic en tant que médicament diffusible
pourra imprimer au corps une modalité spéciale en vertu
de laquelle le processus morbide sera ou arrêté ou détruit
sur place. Plus tard, selon les remarques très judi-
cieuses de Trousseau, ce médicament agit comme reconstituant et s'oppose d'une manière au moins temporaire aux
progrès trop rapides des destructions phymiques. Dans l'un
et l'autre cas, les arsénieux sont de puissants auxiliaires
dont un médecin éclairé et attentif pourra toujours tirer un
précieux concours. Mais il ne faut pas laisser au hasard le
soin d'en déterminer l'emploi et la forme, ce serait s'exposer à un insuccès complet ou tout au moins à de graves
mécomptes.

Concurremment avec l'arsenic, Trousseau traitait ses
phthisiques par l'application de l'*évaporation*.

Il espérait que l'évaporation de la partie aqueuse des tubercules ramollis, débarassant les poumons de matière qui
les encombraient, rendrait la respiration possible.

Dans ce but furent installés à l'Hôtel-Dieu de grands
appareils de chauffage destinés à maintenir dans une vaste
salle nommée *vaporarium*, une température élevée, cons-
tante et sèche.

Les phthisiques vivaient dans ce *séchoir*, et l'on croyait
sérieusement que l'expiration pulmonaire entraînerait
assez d'humidité pour dessécher les bronches.

L'expérience prouva le contraire.

D'abord les malades ne pouvaient vivre facilement dans

une température élevée, nécessaire à cette vaporisation. La dilatation de l'air déterminait la suffocation.

Outre l'expiration d'eau exhalée par le poumon, la transpiration cutanée en éliminait une grande quantité qu'il fallait remplacer par des boissons aqueuses, le traitement entrait par cela dans un cercle vicieux dont il ne pouvait sortir, car on restituait à l'organisme ce que d'un autre côté on voulait lui soustraire.

Enfin les tubercules ramollis ne se vaporisent jamais en entier, leur dessiccation laisse une espèce de résidu visqueux et gluant qui, tapissant les cavernes, s'oppose à leur cicatrisation, et chose plus grave détermine l'auto-infection.

Pendant ce traitement, la destruction des poumons continue toujours, les cavernes le rongent et le pus se forme beaucoup plus vite qu'il ne diminue.

Quant aux engouements pulmonaires, aux stases sanguines, causes et conséquences de tous ces désordres, aux tubercules crus, rien dans cette méthode ne peut les faire disparaître et empêcher leur développement.

Ce système fut bien vite abandonné par le professeur qui l'avait inventé, et aujourd'hui quelques rares médecins se rappellent à peine l'avoir vu employer.

A côté de l'évaporation on peut jusqu'à un certain point placer l'*air dilaté* des hautes vallées de la Suisse, dont l'action virtuellement semblable à celle-ci en diffère cependant beaucoup.

L'évaporation est d'autant plus active, que la pression atmosphérique est plus légère ; ainsi au pied des montagnes le phénomène de la vaporisation se produit plus difficilement qu'au sommet. En Suisse, Davos est un village du canton des Grisons situé à 1,600 mètres environ d'altitude, la hauteur barométrique moyenne y est de 656 $^m/_m$

et la température d'ébullition de l'eau y descend à 96°,
par conséquent l'évaporation des mucosités pulmonaires y
est plus active que dans la plaine; mais ce n'est pas la
vraie cause de l'action salutaire de cette station.

L'air atmosphérique est à Davos d'une sècheresse
extrême, que nulle part ailleurs on ne rencontre au même
degré, et qui produit les meilleurs effets dans les cas
d'hypersécrétion broncho-pulmonaire abondante.

En second lieu, la diminution de pression atmosphérique a pour effet d'augmenter sensiblement l'activité des
fonctions circulatoires et respiratoires. L'air y est moins
oxygéné, moins irritant par conséquent sous un même
volume. Néanmoins les malades en consomment autant;
mais c'est grâce à une augmentation instinctive du nombre
de respirations, il s'en suit une amplitude plus grande de
la poitrine, chose excellente pour eux.

Les habitants de ces hautes vallées sont à l'abri de la
phthisie pulmonaire, et c'est cela qui a été le point de dé-
part des cures d'air que les malades vont y chercher.

Nous croyons que le traitement arsenical serait des plus
utiles aux phthisiques qui se rendent dans ces cantons.

CHAPITRE VI.

Médication sulfureuse. — Médication calcique, lacto phosphate de chaux, phosphate de chaux. — Médication phosphorée, huile de foie de morue, hypophosphytes. — Médication iodée, crucifères.

La *médication sulfureuse* joue un grand rôle dans la cure des affections pulmonaires chroniques, et il est bon de constater que pour beaucoup d'entre elles, les sulfureux constituent un puissant élément modificateur reconnu par tous les médecins et accepté par tous les malades ; mais faut-il toutefois préciser les cas où les sulfureux sont utiles, ceux où ils sont inutiles, et ceux où ils sont nuisibles.

Les sulfureux ont une action excitante spéciale, sur tout le système cutané et sur les poumons dont ils activent la circulation et augmentent la sécrétion bronchique : cette suractivité circulatoire arrive jusqu'à provoquer la fièvre et des hémorrhagies.

Par conséquent, si les sulfureux à l'intérieur sont indiqués dans les affections catarrhales chroniques des bronches, sans lésion organique et sans fièvre, caractérisées par une grande difficulté de l'expectoration par suite de la viscosité et de la rareté des sécrétion bronchiques, on doit formellement les proscrire chaque fois que les poumons seront

hypérémiés, ou ulcérés, ou que le malade sera atteint de fièvre. Ils ne conviennent donc pas dans la phthisie aiguë galopante, ainsi que dans la forme floride de la phthisie chronique.

Si le sujet à déjà eu des hémoptysies, les sulfureux ne doivent jamais être employés, sous peine de les voir se repro-
duire bientôt et souvent compromettre la vie du malade.

Je ne saurais donc trop blâmer la conduite des malades,
qui empiriquement se soumettent à l'usage d'eaux sulfureuses, qui basent leurs convictions sur des propectus
toujours intéressés et se rendent à des stations hydro-miné-
rales pour se traiter en dehors de toute intervention médicale.

La *médication calcique* remplit dans la cure de la phthisie
une indication capitale ; elle s'oppose à l'inanition minérale
souvent poussée à l'excès par la destruction organique. Les
nécropsies révèlent fréquemment chez des sujets qui n'ont
jamais été soupçonnés d'être atteint de tuberculose pulmonaire, soit des tubercules crus, soit des cavernes pulmonaires
remplies de matières calcaires. On en infère avec raison
qu'ils ont été frappés de tuberculose, et que la nature médi-
catrice ou certaines influences idiopathiques ont déterminé
ce mode particulier de guérison. Si quelques professions,
telles que celles de mineur, tailleur de pierres, exposent à
la tuberculose, d'autres semblent conférer une certaine
immunité passagère pour cette maladie. Le fait est réel ;
la phthisie pulmonaire est rare chez tous les ouvriers qui
cuisent les pierres à chaux ; il serait bon que des médecins
bien placés pour élucider la question eussent l'occasion
d'étudier l'influence que cette profession peut exercer sur
des ouvriers tuberculeux.

Quoi qu'il en soit, des constatations cadavériques à l'emploi de la chaux comme médicament, il n'y avait qu'un pas : il fut vite franchi, et les composés calciques occupent aujourd'hui une place importante dans la thérapeutique.

Je ne m'arrêterai pas sur le choix de la préparation de chaux ainsi que sur la forme à lui donner ; pour ma part, je donne la préférence au lactophosphate de chaux, et au phosphate neutre assez difficile à trouver, mais qui existe cependant. Les sels de chaux représentent un agent de réparation des plus énergiques ; ils sont formellement indiqués dans toutes les maladies caractérisées par une déchéance musculaire considérable, un amaigrissement excessif, et une émaciation profonde. Cette fonte générale des tissus se traduit par de la fièvre : l'augmentation des combustions par le passage dans les urines d'acide urique en excès, quelquefois d'albumine et d'autres produits azotés incomplétement transformés, ainsi que de grandes quantités de phosphate de chaux.

Par conséquent, dans la phthisie en dehors des lésions propres à cette maladie, on se trouve toujours en présence de deux indications capitales : sidération du système nerveux, à laquelle il faut opposer des excitants particuliers ; défaut d'alimentation que doit atténuer autant que possible l'emploi des reconstituants.

Les anciens avaient déjà satisfait en partie à la première par l'administration de vins généreux. Aujourd'hui on prescrit dans ce but la digitale et les autres régulateurs de la circulation, surtout l'alcool. Cet excitant peut jusqu'à un certain point être mis en parallèle avec le galvanisme : il fait contracter les vaisseaux sanguins, diminue la congestion des tissus et les combustions dont ils sont le siége, et par suite fait rapidement baisser la température. Ces médicaments limitent les pertes de l'organisme, mais ne l'enrichissent pas.

La seconde indication est remplie par la chaux sous forme

de lacto phosphate. Car d'une part l'acide lactique qu'il contient dissout et digère les parties albuminoïdes des aliments et supprime presque le travail du tube digestif; d'autre part, le phosphate de chaux accompagnant ces mêmes substances dans l'intimité des organes, les y fixe à l'état de tissus.

Il faut suivre certaines règles dans son administration; ainsi on doit attendre la diminution de la fièvre, on peut alors le prescrire à la dose de quatre à six grammes par jour, et l'on voit bientôt disparaître l'expression de stupeur de la physionomie. Le regard est plus ferme, la langue moins sèche, et la parole mieux articulée; chez quelques malades, l'appétit se réveille impérieux, et les porte à manger avec voracité; de là des indigestions possible qu'il faut avoir grand soin d'éviter.

La *médication phosphorée* emprunte toute sa valeur au phosphore, administré sous forme de phophore assimilable par suite de son mélange intime avec certains produits organiques complexes.

En général, le phosphore pur employé en médecine reste très souvent inefficace; il n'est pas rare de constater qu'il peut même être nuisible. Sa tendance à être assimilé semble d'autant plus diminuer qu'il est plus isolé; il faut lui faire subir, avant son entrée dans l'économie, une sorte d'animalisation préalable, qui permet à l'organisme de l'absorber d'une façon facile et sûre.

C'est surtout à ce métalloïde, beaucoup plus qu'à l'iode comme on le croit en général, que l'huile de foie de morue doit ses propriétés curatives. Dans cette huile, le phosphore est associé à un principe qui échappa d'abord à l'analyse et qui appartient à la grande famille des ammoniaques composés.

Depuis longtemps, dans les affections pulmonaires, les bons effets de l'huile de foie de morue étaient constatés et on les interprétait mal, car tout en préconisant ce médicament, on se préoccupait de faire disparaître un inconvénient des plus sérieux, que présente son administration aux malades, c'est-à-dire sa saveur et son odeur. Lorsque l'huile est directement extraite du foie de la morue et qu'elle n'a pas été épurée et désinfectée à outrance, ses effets sont certains et ses résultats salutaires. Des médecins très autorisés pensent même qu'il n'y a que l'huile brune sur laquelle on puisse réellement compter.

Dans la phthisie pulmonaire, l'action du phosphore s'affirme à des degrés divers sous les formes les plus variées et les combinaisons les plus multiples. On l'emploie à l'état pur, à l'état d'huile phosphorée, d'huile de foie de morue, d'hypophosphites, de phosphates alcalins, etc. Mais il faut en surveiller l'action d'une manière très attentive, car l'excitation qu'il provoque dans l'appareil respiratoire détermine, dans certains cas, des hémoptysies dangereuses.

L'hypophosphite est un médicament reconstituant; il augmente la vitalité; la quantité et la coloration du sang progressent bien plus rapidement et plus sûrement qu'en administrant un ferrugineux. Dans la phthisie, la fièvre diminue, les sueurs, l'éréthisme, l'insomnie disparaissent; puis, l'appétit, les fonctions digestives, la nutrition se réveillent ; l'expectoration se modère, et un travail réparateur s'opère dans l'organisme. Mais pour obtenir ces effets salutaires, il faut bien étudier les malades, et choisir ceux à qui cette thérapeutique peut convenir.

L'*iode* et les iodures sont fréquemment mis en usage dans les affections pulmonaires. Un des effets les plus remarquables de l'iode, c'est de réveiller et de corriger la

nutrition qui est le plus souvent vicieuse et frappée d'iner-
tie chez les sujets tuberculeux. Il est incontestable qu'au
point de vue de la nature de la phthisie pulmonaire, que
nous savons être la forme la plus grave de la scrofulose,
l'iode intus et extra trouvera une application heureuse.

Pour obtenir ces favorables effets, il faut employer l'iode
à l'état de combinaisons organiques, telles que la nature
nous les offre dans la famille des crucifères, par exemple.

Administrées convenablement, ces plantes ou leurs sucs
relèvent l'énergie des fonctions digestives, favorisent l'assimilation et peuvent être utiles pour modifier la nutrition
générale, surtout au début des maladies et principalement
quand le sujet scrofuleux ou issu de générateurs tuberculeux porte en lui les éléments de cette grave maladie.

Plus tard, quand les destructions pulmonaires sont éta-
blies, nous ne croyons pas que l'iode ait pu réparer des
poumons en partie détruits par la suppuration, et qu'il possède sur la cicatrisation des cavernes une action vraiment
remarquable.

En résumé, les quatre médications que nous venons
d'examiner très succintement ne doivent être employées
que dans des cas particuliers et à titre d'adjuvants. Leur
efficacité sera d'autant plus grande que le médecin qui les
ordonnera aura mieux choisi ses malades.

Quand aux guérisons complètes qu'elles ont pu produire,
jusqu'à aujourd'hui nous n'en avons jamais vu.

CHAPITRE VII.

Médication lactée. — Koumys. — Alcool. — Créosote.

Le *lait* n'est qu'un aliment ; tout ce qu'on lui reconnaît de vertus curatives tient à son assimilation facile et à sa richesse en principe gras ; il est très apte à réparer les pertes incessantes que fait l'économie et à retarder les progrès du marasme.

Il est dangereux de vouloir supposer autre chose et d'attendre du lait ce qu'il ne peut donner, car c'est renoncer sur la foi d'espérances chimériques à l'emploi de moyens plus actifs et plus utiles.

Dans la phthisie pulmonaire, le lait n'a aucune influence sur la lésion pulmonaire ; et depuis des siècles le régime lacté trompe toujours l'espoir des médecins et des malades, soit dans la phthisie aiguë, soit dans la phthisie chronique. Il constitue une substance alimentaire utile, mais incapable de modifier en quoique ce soit l'état pulmonaire local ou la diathèse qui l'a déterminé.

Le nom de *diète lactée* s'applique à un régime alimentaire dans lequel le lait représente l'agent de nutrition exclusif.

Cette diète lactée n'est point en général d'un rigorisme absolu, on la modifie en associant le lait soit aux féculents, soit au pain, soit à quelques aliments légers tirés du règne végétal ou animal.

Comme boisson, on permet aussi l'usage d'une petite quantité de vin. Dans l'*alimentation lactée*, le lait ne forme plus un aliment prédominant ; il entre simplement pour une forte part dans le régime alimentaire. C'est le mode d'alimentation de l'homme dans certaines contrées, en particulier dans les montagnes bien arrosées et dans les pays à gras pâturages.

Les formes suivantes de l'alimentation lactée, dont les degrés varient à l'infini, peuvent trouver leur application dans le traitement des maladies. Ces formes sont :

Une forte dose de lait associée avec l'alimentation ordinaire ;

Une forte dose de lait associée avec la diète animale.

Les médecins ont toujours conseillé le lait aux phthisiques ; ils ont soumis constamment ces sortes de malades à l'alimentation lactée et à la diète lactée.

L'alimentation lactée ne répondant à aucune indication déterminée, convient à l'universalité des cas de phthisie, et surtout dans le traitement de la consomption pulmonaire lorsque l'irritation inflammatoire et fébrile y forment un état prédominant.

Le lait se digère aisément ; l'homme adulte dont l'estomac ne supporte plus les aliments ordinaires, le tolère encore et le digère bien. L'usage exclusif du lait détermine habituellement de la constipation, car l'absorption des principes qui le constituent est prompte et ne laisse aucun résidu ; cependant chez certains sujets peu nombreux d'ailleurs, il provoque de la diarrhée.

L'homme bien portant et vigoureux, soumis à l'usage exclusif du lait, maigrit et faiblit. Mais dans l'homme privé de nourriture, inanitié; on observe des phénomènes inverses : l'usage exclusif du lait fait cesser l'inanition, le poids du corps se maintient, augmente rapidement, et les fonctions nutritives et nerveuses reprennent de l'énergie.

C'est en vertu de ces propriétés que le lait est prescrit aux phthisiques.

Les médecins qui se représentent la lésion des poumons dans la phthisie sous la forme d'un état ulcéreux attribuent aux propriétés émollientes du lait des vertus adoucissantes détersives et cicatrisantes. Ils affirment que le lait absorbé et porté dans les parties ulcérées des poumons y opère comme sur les plaies et ulcères externes.

Cependant la plupart des médecins refusent d'admettre cette action cicatrisante du lait. Mais considérant la phthisie pulmonaire comme une affection essentiellement inflammatoire avec tendance manifeste à l'ulcération, le lait donné à propos devient un antiphlogistique puissant, pouvant remédier à l'irritation inflammatoire par ses propriétés émollientes et retarder la formation des ulcères pulmonaires.

Le lait peut être associé à la chaux.

Depuis quelques années, le commerce a préconisé comme étant bien supérieur au lait et possédant les propriétés de l'alcool, un produit que je pourrais appeler intermédiaire à ces deux médications : c'est le *koumys*.

Le koumys est une transformation naturelle du lait par la fermentation lacto-alcoolique. C'est un liquide blanc, lactescent d'une odeur caractéristique rappelant celle du petit lait; d'une saveur légèrement acidulée et piquante, ressemblant un peu au lait du beurre.

Voici, au dire des préparateurs de ce médicament, quelle serait l'action du koumys.

Introduction dans l'organisme d'une grande quantité de sels identiques à ceux du serum du sang ; stimulation générale exercée par l'alcool de lait et l'acide lactique, sur les fonctions digestives et le tissu adipeux. On a voulu faire du koumys une espèce de panacée pour la phthisie pulmonaire et dans toutes les maladies de poitrine en général ; on a dit comme preuve à l'appui que certaines peuplades des bords de la mer Caspienne faisaient un usage quotidien du koumys fabriqué avec le lait de leurs juments et qu'elles étaient à l'abri de la phthisie pulmonaire. C'est peut-être vrai ; mais, en France et à Paris, ces merveilleux effets n'ont pas été obtenus, aussi sommes-nous autorisés à considérer le koumys comme un aliment à peu près semblable au lait, mais plus désagréable à avaler.

L'*alcool*, si fréquemment employé dans les affections pulmonaires, est un excitant diffusible des plus utiles chez les malades dont l'alimentation habituelle comprend certaines proportions de vin ou d'alcool, et que l'action pathologique place momentanément dans un état de déchéance et de dépression vitale. Cependant, on doit se demander si l'alcool donne réellement de la force ; nous sommes absolument certain qu'il réveille la calorification, et nous croyons que l'accroissement d'énergie n'est que temporaire, et qu'il faut l'utiliser pour donner au malade des vrais aliments si on veut réagir avec succès contre l'influence morbide.

Dans certaines affections pulmonaires aiguës, le stimulant alcoolique active la circulation pulmonaire et peut exercer une action curative, mais dans la phthisie, sa puissance est des plus limitées, et après quelques jours d'administration, les malades en réclament souvent la suppression.

Les hydrocarbures et surtout la créosote du bois ont été vantés ces derniers temps dans le traitement de la phthisie pulmonaire et des affections cartarrhales des voies respiratoires.

La *créosote* est une essence pyrogénée qui possède la propriété de coaguler l'albumine et de conserver très long-temps les substances animales. Les promoteurs de cette médication affirment : « Que lorsqu'on administre la créo-sote à un phthisique, on observe généralement, au bout de huit à quinze jours, une diminution de la toux. Cet effet, qui est souvent plus hâtif, est suivi, après quelques jours, du retour ou de l'amélioration, puis de la cessation de la fièvre, du relèvement des forces. Il n'est pas rare de voir les sueurs nocturnes se supprimer après trois semaines de traitement ; mais cet effet surtout dans la phthisie au troi-sième degré, exige souvent deux ou trois mois. L'arrêt de la consomption survient d'ordinaire en même temps que la disparition de la transpiration nocturne ; le poids diminue moins rapidement ou reste stationnaire, puis l'embonpoint reparaît, et le mouvement ascendant est d'autant plus ac-centué qu'il se développe plus vite après le début du trai-tement. Dans quelques cas, l'engraissement véritable suc-cède à la consomption.

« Quelques jours ou quelques semaines après la dimi-nution de l'expectoration, de la toux, on peut constater l'amélioration des signes physiques ; ceux d'abord qui dé-pendent de la présence de liquides dans les bronches ou dans les cavités cavernuleuses, puis ceux qui dénotent l'in-duration et la condensation du tissu pulmonaire. Cette amélioration se produit quelquefois avec une soudaineté à laquelle on a peine à croire : d'autrefois elle exige un temps considérable.

« Son action est surtout manifeste quand l'expectoration est purulente ; elle agit d'une façon évidente contre la suppuration des terminaisons bronchiques et contre la sécrétion des cavernules. »

Il est évident que dans bon nombre de cas, la créosote sera fort utile et que les malades en éprouverent un soulagement réel ; mais, de là à la guérison, il y a bien loin, et pour notre part nous n'en avons jamais obtenu les merveilleux effets énumérés plus haut.

Il n'en est pas de même dans la bronchite chronique purulente et dans le catarrhe bronchique pur et simple ; nous sommes heureux de publier les excellents effets produits par l'usage de la créosote, à haute dose elle a toujours diminué d'une manière notable les sécrétions bronchiques.

CHAPITRE VIII.

Curabilité de la tuberculose pulmonaire. — Innervation des poumons. — Rôle du Pneumogastrique.

De tout ce qui précède, il résulte que pour espérer guérir la tuberculose pulmonaire il faut remplir les indications suivantes :

Au point de vue local :

1° Expulser la matière tuberculeuse déjà formée ;

2° Empêcher sa reproduction en cet endroit ;

3° Cicatriser les cavernes existantes ;

Au point de vue général :

1° Modifier l''organisme pour déterminer la résorption de la matière tuberculeuse partout où elle se trouve ;

2° Empêcher l'auto-inoculation et l'auto-infection.

Comme nous l'avons exposé, la pharmacopée actuelle ne remplit que partiellement quelques-unes de ces indications ; il faut trouver autre chose.

L'expulsion de la matière tuberculeuse a lieu par les cra- chats, c'est la seule voie possible. Compter sur sa destruction par des réactions chimiques ou sa dessication, c'est demander à peu près l'impossible, l'expérience de chaque jour le prouve. Chaque fois que dans une maladie pulmonaire l'expectoration s'arrête, que les sécrétions bronchiques deviennent écumeuses et produisent des ronchus dans les poumons, toutes les indications s'effacent devant celle-ci : *il faut débarrasser les voies aériennes de la matière qui les obstrue, ou bien le malade meurt asphyxié.*

Les vomitifs et les expectorants sont souvent insuffisants ; il ne reste d'autre ressource qu'à provoquer la contraction des muscles thoraciques et du diaphragme pour obtenir une respiration exagérée, et réveiller la contractilité pulmonaire et l'élasticité des parois des vésicules bronchiques, afin de détacher les mucosités des surfaces sécrétantes où elles adhèrent.

Ces contractions doivent être puissantes, longtemps soutenues, afin que ces matières soient conduites dans les grosses bronches et leur expectoration facile et naturelle.

Si le malade est averti du danger qui le menace, son désespoir lui fournira peut-être l'énergie suffisante et nécessaire à cette expulsion, car le péril donne la volonté et celle-ci engendre la puissance.

Mais il est préférable de rendre l'expectoration facile en la déterminant peu à peu, sans que le malade soit obligé de prêter un concours trop actif et dépenser ses forces. L'expulsion de la matière phymique ramollie permet la cicatrisation des cavernes ; l'air arrivant facilement sur des surfaces et dans des cavités à parois ulcérées peut, si on le charge d'émanations balsamiques, y exercer son action topique et vivifiante pour les cicatriser.

Sa pénétration dans les vésicules pulmonaires congestionnées, enflammées et aplaties, les oblige à s'ouvrir et à se déplisser.

Alors l'hématose redevient possible, et l'hématose c'est la vie.

La seconde action déterminée par l'expansion des cellules pulmonaires consiste en une série de compression et de relâchements alternatifs exercés sur les vaisseaux sanguins formant dans la masse de l'organe un réseau inextricable, d'une ténuité et d'une richesse incomparables.

Il s'en suit que le mouvement circulatoire s'accélère là où il existait encore et se reproduit dans les vaisseaux où il était arrêté.

Les stases sanguines, les indurations congestives disparaissent peu à peu ; avec elles s'évanouit le danger produit par les accidents inflammatoires, déterminés par la présence des tubercules.

Que le médecin soit en outre très attentif à placer son malade dans une atmosphère tiède, l'air sec et chaud, fréquemment introduit dans l'appareil respiratoire contribuera dans une certaine mesure à compléter la guérison.

L'oreille percevra encore le souffle amphorique de la caverne, la pectoriloquie persistera longtemps, mais la cavité ne sécrétant plus rien, ses parois se rapprocheront peu à peu et un tissu cicatriciel, dur et résistant, se produira bientôt.

Cette forme de guérison est la plus naturelle. En effet, il est très régulier de poursuivre le développement du tissu cicatriciel plutôt que de vouloir incruster les parois des cavernes par des matières salino calcaires administrées au malade, souvent à doses extra physiologiques ; ce résultat est en effet excessivement rare.

Il n'était pas facile de mettre en jeu les puissances contractiles de l'appareil respiratoire.

On avait essayé l'emploi de pressions extérieures faites

sur le thorax ou le diaphragme par la médiation des muscles abdominaux ; mais cette respiration artificielle remplissant très imparfaitement le but proposé, le besoin d'une méthode sûre et plus efficace se faisait énergiquement sentir.

L'anatomo-physiologie me traçait la voie à suivre ; elle nous apprend que la sensibilité tactile des bronches est sous la dépendance du *nerf pneumogastrique.*

Il fournit à la trachée, aux poumons et aux bronches, de nombreux rameaux qui s'anastomosent aux filets venus de la portion cervicale des nerfs du grand sympathique, pour former un plexus nerveux autour de la racine des poumons et accompagner l'arbre bronchique jusque dans ses divisions terminales.

La section ou la compression d'un pneumogastrique au cou d'un animal détermine immédiatement l'abolition de la contractilité de ce poumon et la suffocation.

Si l'expérience a été faite sur les deux pneumogastriques, les deux poumons sont paralysés et la mort par asphyxie est foudroyante.

La compression des filets périphériques d'un pneumogastrique produit pour les lobules pulmonaires, où se rend ce filet, le même effet que la compression du tronc nerveux pour ce poumon tout entier.

Dans un poumon farci et densifié par des tubercules, le pneumogastrique subit une compression générale qui en suspend les fonctions ; souvent même ces filets sont détruits, il en résulte un trouble pulmonaire grave, amenant une *diminution du nombre des mouvements respiratoires et une asphyxie lente.*

Cette asphyxie occasionne l'engorgement et l'hépatisation d'une plus ou moins grande partie du poumon ; la respiration devient de plus en plus gênée.

Enfin, sous l'influence de cette congestion, il survient dans les bronches une exhalation seroœdemateuse de mucosités qui rend cette asphyxie presque complète.

Outre son action sur le poumon, le pneumogastrique exerce une grande influence sur les mouvements du cœur. La section ou la compression de ce nerf augmente quelquefois du double les battements de cet organe.

Le nerf récurrent laryngé, émanant du pneumogastrique, fournit plusieurs rameaux cardiaques qui se réunissent avec ceux qui viennent du grand sympathique; de plus il envoie des filets qui se rendent au cul de sac de l'estomac, ce qui explique les vomissements observés si souvent au cours de la phthisie.

Or, si dans les vaisseaux paralysés et déjà distendus, le cœur lance, dans un temps donné, une quantité de sang double de celle qu'à l'état normal ils recevaient, dans le même laps de temps, les désordres congestifs seront poussés à l'excès : il se produira des ruptures capillaires et des apoplexies pulmonaires amenant des hémoptysies quelquefois très abondantes.

Ces faits sont indiscutables.

Donc, dans un poumon rempli de tubercules, congestionné ou creusé de vastes cavernes, le pneumogastrique fonctionne mal ou pas du tout, le rétablissement des fonctions de ce nerf empêchera l'asphyxie de se produire, permettra la respiration ainsi que l'hématose et l'expectoration.

Pour arriver à ce résultat, il faut d'abord exalter l'action du pneumogastrique et détruire ensuite les pressions qui en altèrent les fonctions.

C'est par l'application de certains courants électriques que cette indication est remplie avec le plus grand succès.

En 1842 mourait subitement, dans le service de Velpeau, un homme qui, pendant son séjour à la clinique, n'avait présenté d'autres symptômes qu'une toux continuelle et de la dyspnée.

A l'autopsie on trouva une dilatation exagérée des vésicules terminales du poumon droit, qu'obstruait une écume aunâtre et une masse de ganglions, dont les uns étaient purulents et les autres infiltrés d'une matière blanche non ramollie, en tout semblable à celle des tubercules.

Cette masse englobait le pneumogastrique, qui, dans une étendue de deux centimètres environ était hypertrophié, ramolli et désorganisé. Cette homme était atteint de *phthisie ganglionnaire ;* le savant professeur attribua cette brusque asphyxie mortelle aux pressions subies par le nerf dont il est question.

Des recherches faites en ce sens par Marchal de Calvi, Rilliet et Barthez, leur permit de rassembler plusieurs cas analogues à celui-ci et d'émettre avec certitude la proposition suivante :

Que si un pneumogastrique est coupé, désorganisé ou très profondément altéré dans un des points de son étendue, il y a perversion ou perte des fonctions des organes auxquels il se distribue, et que le rétablissement des fonctions du nerf amène la réapparition des fonctions de l'organe.

Nous allons voir dans quelle mesure on peut utiliser la connaissance de ces phénomènes pour combattre la marche de la tuberculose pulmonaire.

CHAPITRE IX.

Traitement par l'électricité. — Action des courants électriques. — Influence de l'air atmosphérique et de l'air comprimé.

Les agents physiques qui nous entourent exercent, suivant l'intensité et la continuité de leur application sur l'organisme vivant, des modifications diverses, qui peuvent devenir utiles ou nocives.

L'atmosphère, considérée dans son ensemble, est la plus importante de toutes ces puissances. Elle rend possible la vie des animaux et des végétaux ; les phénomènes extraordinaires dont elle est le théâtre, les effets produits par les changements incessants qui s'opèrent continuellement dans sa condition physique, sont les causes et le principe de cette vie qu'elle modifie de mille façons.

Par son gaz, son calorique, sa lumière, son électricité, ses vapeurs, son poids, son agitation, elle produit beaucoup de maladies ; et par une action contraire et heureuse, elle en guérit beaucoup.

Toute la climatologie repose sur ces principes ; il n'était donc pas irrationnel d'étudier ce qu'indépendamment de l'électricité naturelle et atmosphérique on pouvait, dans la tuberculose pulmonaire, obtenir par l'électricité dynamique produite à volonté dans des appareils spéciaux.

Sauf quelques rares praticiens qui se sont occupé d'électricité thérapeutique, cet agent est en général employé d'une façon tout empirique, aussi ne produit-il pas toujours ce que l'on pourrait en espérer.

Ainsi il est de règle de l'utiliser surtout dans les affections paralytiques et les névroses. Cependant lorsque ces maladies guérissent, on a le droit de se demander si ces cures n'auraient pas eu lieu sans le secours de l'électricité, puisque, comme indication capitale de son application, tous les praticiens recommandent d'attendre un commencement de guérison pour la névrose ou la réapparition des mouvements dans la paralysie ; de plus, une fois la guérison en voie de se faire, elle marche en général régulièrement par les seuls efforts de la nature.

L'électricité produit des effets différents suivant la source d'où elle émane et les modifications apportées à son dégagement.

Elle affecte deux manières d'être : l'une de forte tension et d'intensité faible est représentée par l'*électricité statique* ; l'autre, de tension faible et d'intensité plus ou moins forte, est constituée par l'*électricité dynamique*.

La première se développe par le frottement de deux corps dont un au moins est mauvais conducteur ; la seconde est engendrée par des réactions chimiques localisées dans des appareils spéciaux, c'est l'*électricité galvanique*. Quand à l'*électricité magnétique*, elle est le résultat d'une influence de voisinage exercée par un aimant sur des bobines de fils métalliques.

Enfin, la thérapeutique utilise encore des courants électriques secondaires appelés courants d'induction de premier ou de second ordre, extra-courants directs ou inverses, etc., qui prennent naissance dans des circuits isolés et sous l'action des courants directs des piles électriques.

Ces divers courants électriques, dissemblables quant à leur origine, déterminent aussi des effets physiologiques et curatifs différents.

Les courants induits en général et l'extra-courant inverse en particulier *ralentissent les battements du cœur*.

Par conséquent, si un pneumogastrique altéré et comprimé congestionne un poumon par accélération des battements du cœur, ainsi qu'il a été dit ailleurs, ces courants dirigés sur ce nerf modifieront son fonctionnement morbide et le cœur battra moins vite ; ce ralentissement amènera la disparition de la congestion pulmonaire ; un vide se produira dans les bronches, et l'air ayant la possibilité de s'y précipiter l'hématose recommencera.

Résultat final : *respiration plus facile*.

L'application de ces courants est donc formellement indiquée dans tous les états congestifs des poumons, et surtout la pneunomie ; il faut les surveiller de près, les interrompre dès que leur effet est produit ou quand leur influence diminue, puis les reprendre soit dans dans une même séance ou dans des séances successives.

Les courants directs, continus ou intermittents, agissent *sur la fibre élastique des tissus de la vie organique*, tels que poumons, cœur, vaisseaux, diaphragme.

Par leur action, on réveille la contractilité pulmonaire ; les congestions sanguines disparaissent, les vésicules bronchiques, distendues par les mucosités ou comprimées par l'infiltration tuberculeuse, reprennent peu à peu leur élasticité et deviennent capables d'expulser les sécrétions, ainsi que les tubercules ramollis qui les obstruent. A ce moment, la circulation artérielle et veineuse se rétablit, et le tubercule reste isolé dans un tissu relativement sain, dont l'activité circulatoire l'use et le combure, ainsi que cela a lieu pour tous les corps gras. Sous l'influence des mouvements respiratoires et des contractions pulmonaires il se densifie sans cesse jusqu'à ce que les éléments cellulaires qui le composent, triturés et déformés par ces pressions incessantes, altérés d'un autre côté dans leur composition chimique par l'afflux de l'oxygène de l'air et le torrent circulatoire, soient entraînés par les produits de l'expiration et la circulation veineuse sous forme d'acide carbonique.

La conséquence de ce traitement est la diminution notable des étouffements et de la toux, l'augmentation d'abord puis la cessation de l'expectoration. Les symptômes de la maladie se sont profondément modifiés, le malade respire et l'embonpoint commence à renaître.

On peut aussi mettre en jeu les masses musculaires du dos et de la poitrine par des décharges électriques. Ces mouvements d'inspiration et d'expiration forcée sont très utiles sans doute, mais les malades redoutent les commotions énergiques et les repoussent presque toujours; il est donc préférable de s'en abstenir et de ne les employer avec toute la prudence possible que dans des cas pressants et très particuliers.

Les courants électriques déterminent les uns une action comburante, ce sont les courants galvaniques directs; il ne faut jamais en faire usage dans la phthisie pulmonaire. Les autres non comburants seront seuls utilisés.

L'électricité s'applique en faisant pénétrer le fluide par le pneumogastrique mis en communication avec le pôle positif, tandis que le pôle négatif est appuyé successivement sur divers points de la surface du thorax du même côté; ces applications déterminent l'ampliation circonférencielle de la poitrine. L'ampliation verticale s'obtient en promenant le pôle négatif au niveau des insertions antérieures du diaphragme.

Les premières applications de l'électricité ont pour effet d'augmenter l'expectoration d'une quantité notable; mais bientôt après elle diminue, et à la fin du premier mois elle est presque nulle, sauf dans les cas de destructions très avancées et de ramollissement en masse. En même temps la fièvre tombe; la respiration étant possible, l'hématose peut s'accomplir et la dyspnée n'empêche plus le malade de dormir. L'appétit renaît, les sueurs nocturnes disparaissent; la rénovation organique recommence, le malade accuse un mieux sensible et l'oreille le contrôle.

Quelques malades maigrissent au début du traitement par l'électricité, à cause de l'absorption plus grande d'oxygène; mais peu à peu l'appétit augmentant, les effets de ce gaz ne sont plus déprimants et le sujet engraisse.

Certains d'entre eux ont gagné jusqu'à 1,200 grammes en une semaine; en général, cette augmentation est de 100 à 200 grammes, quoiqu'il en soit, il est utile de déterminer au début du traitement le poids du malade.

Quelquefois le malade, dans son impatience, n'accuse pas une grande amélioration; cependant si la balance indique une augmentation de poids, le médecin est fondé à lui affirmer que son état morbide s'améliore.

L'application de ce traitement doit être faite avec l'attention la plus méticuleuse et un soin très scrupuleux.

Les appareils électriques ne sont pas des machines intelligentes capables de diriger par elles-mêmes leur action là où elle peut être utile. Employées sans discernement, elles peuvent ne produire aucune action et devenir inutiles.

Chaque jour l'opérateur doit pour ainsi dire dresser la topographie de l'organe qu'il veut désobstruer, déterminer les points enflammés, ceux qui le sont moins ; les places dans lesquelles gisent les masses tuberculeuses crues ou ramollies ; les cavernes qui se sont vidées, celles qui sont pleines du pus, etc.

Après cette étude, il sera apte à traiter son malade sans se diriger au hasard.

Quand la séance est terminée, le phthisique respire mieux, par conséquent son poumon renfermant de l'air, sa densité a changé, un nouvel examen devient indispensable.

Des ilots de poumon sain, mais aplatis se sont déplissés, l'air atmosphérique peut les remplir ; les bruits stéthoscopiques ne sont plus les mêmes, un murmure vésiculaire normal dissimule souvent de grands dépôts de tubercules sous jacents, des cavernes, qui étaient béantes, se sont en partie remplies de pus, et le tintement métallique remplace le souffle amphorique, les crépitations sont plus éclatantes, etc.

Le lendemain, après une expectoration abondante, le malade possède des poumons qui ne ressemblent en rien à ceux de la veille.

Il faut donc que le médecin observe toujours son malade, qu'il l'étudie minutieusement avec tous les moyens d'investigation que nous possédons et que, prévoyant avec sagesse les modifications à déterminer, ils les produisent d'une manière absolue.

Toute hésitation est funeste, toute incertitude, tout tâtonnement peut être dangereux ; il ne faut pas que le médecin laisse un doute dans l'esprit du malade qui met en lui son espoir et sa confiance. La précision des notions qu'il aura acquises et la certitude de sa puissance lui permettront de remplir cette indication capitale, car un malade convaincu que sa guérison est probable est en effet bien près d'être guéri.

La méthode du traitement par l'électricité emprunte toute son efficacité à la pénétration de l'air dans les poumons.

Chez les tuberculeux, ce défaut de pénétration d'air amène :

1° La dilatation incomplète des vésicules pulmonaires ;

2° L'accélération du rythme respiratoire pour suppléer par le nombre des inspirations à l'ampliation restreinte des poumons ;

3° L'accélération de la circulation artérielle produite par la fréquence des mouvements rèpiratoires ;

4° Le ralentissement de la circulation veineuse et de la circulation capillaire déterminé par la diminution de la force aspirante de la poitrine ;

5° Le ralentissement de l'élimination et de l'assimilation des matériaux organiques, autrement dit ralentissement de la rénovation organique, produit par une moindre absorption d'oxygène sous un volume donné ;

6° Défaut de stimulation des centres nerveux sous l'influence d'un sang moins chargé d'oxygène.

Par la pénétration de l'air dans les poumons on obtient:

1° Développement plus complet des poumons ;

2° Diminution de fréquence des inspirations ;

3° Ralentissement de la circulation artérielle ;

4° Accélération de la circulation veineuse et capillaire ;

5° Activité plus grande de la rénovation organique, démontrée d'une part par l'augmentation d'acide carbonique exhalé et d'urine sécrétée, d'autre part par l'augmentation de l'appétit ;

6º Stimulation plus grande du système nerveux sous l'influence d'un sang plus artériel.

Par cet aperçu, il est facile de se rendre compte du rôle que l'*air comprimé* est appelé à jouer dans la cure terminale de certaines formes de phthisie pulmonaire ; la phthisie caséeuse surtout.

La densité de l'air augmentant, le malade absorbera par chaque inspiration une quantité d'oxygène bien supérieure à celle qu'il inspirerait à l'air libre ; par conséquent les effets salutaires de l'atmosphère seront augmentés.

Dans une atmosphère d'air comprimé, la quantité d'acide carbonique exhalé dépasse de beaucoup les proportions de celui qu'on expulse à l'état normal.

D'un autre côté, sous l'influence de cette pression continue, la solubilité dans le sang de l'oxygène atmosphérique augmente.

Il en résulte que le corps sortant du bain d'air comprimé peut séjourner dans l'atmosphère normale ; la suroxydation des globules sanguins ne pouvant persister, la combustion pulmonaire sera plus active ; il y aura une plus grande quantité d'acide carbonique éliminé aux dépens des corps gras des poumons et par conséquent des tubercules.

La respiration et la circulation étant en corrélation et l'air comprimé agissant sur la respiration pour la rendre plus large, plus ample, plus lente, il diminuera les pléthores du réseau capillaire pulmonaire, et par conséquent les congestions et les hypérémies chroniques des poumons, des bronches, du larynx, et consécutivement du cerveau.

CHAPITRE X.

Résultats cliniques. — Observations.

Sous l'influence de l'électricité, la capacité vitale des poumons a toujours augmenté immédiatement: cette augmentation persiste et s'accroît de semaine en semaine. En même temps, les inspirations étant plus vastes et plus profondes leur nombre diminue et, par conséquent, l'oppression disparaît.

Les différences notables que l'on observe chez un tuberculeux, entre le nombre des inspirations pendant les premières et les dernières séances, tient à une guérison progressive des parties malades des poumons et à un déplissement des vésicules pulmonaires comprimées.

C'est un phénomène analogue à celui-ci qui se passe dans l'action de chanter; le chant congestionne les poumons, de sorte qu'à un moment donné la respiration devient haletante, le chanteur, suffoqué, ne peut introduire dans son organe une assez grande quantité d'air, il en résulte que n'ayant pas assez de souffle pour faire vibrer le larynx et les cavités supharyngées, le son y perd de son intensité et de sa hauteur, son échelle musicale se trouve raccourcie.

On remédie à cet accident en forçant les vésicules pulmonaires qui ne fonctionnaient pas, à se déplisser sous l'action du courant électrique et le succès est presque immédiat.

Le traitement de la tuberculose pulmonaire par l'électricité, tel que je viens de l'exposer, n'est pas une panacée ou le spécifique de cette affection. C'est une erreur fort grande de croire qu'il guérit toujours, et tout les cas. Je l'ai appliqué, pour la première fois, en 1867, et depuis cette époque, les malades soumis sont assez nombreux pour me permettre de formuler les conclusions ci-après :

1° Dans les maladies graves des poumons, l'action physique des courants électriques dont j'ai parlé est toujours favorable ;

2° Cette action est variable suivant les maladies, les unes sont à peine modifiées, d'autres considérablement améliorées, d'autres guéries ;

3° Le malade subit passivement l'action de ces courants, ils agissent malgré son concours, et ne sont ni affaiblis, ni modifiés par son état organo-physiologique ;

4° On peut les appliquer pendant longtemps, ils ne fatiguent pas les malades ;

5° Ils n'excluent en rien toute autre thérapeutique interne ou externe que l'on croira devoir employer. Dans ces cas, l'électricité apporte à toutes les fonctions un stimulus qui favorise l'action curative des remèdes ;

6° Cette méthode est applicable à tous les âges, à tous les sexes, à tous les tempéraments, à tous les degrés de la maladie ;

7° L'électricité exerce une action curative par ordre de décroissance sur les maladies suivantes : la bronchite chronique, l'asthme humide, l'asthme névralgique, l'emphysème pulmonaire, les pneumonies chroniques, les congestions pulmonaires, la tuberculose pulmonaire chronique, la pneumonie caséeuse, la tuberculose pulmonaire aiguë généralisée ;

8° Jamais les malades ne l'ont accusée d'avoir aggravé leur état ; elle ne peut-être nuisible, soulage toujours, et guérit assez souvent.

La guérison obtenue par ce procédé n'implique pas l'immunité pour une nouvelle atteinte de l'affection ; il faudrait pour cela que le malade fut à l'abri de toute cause nocive capable de le rendre malade ; mais à une nouvelle invasion on peut à nouveau opposer le même traitement.

Voici quelques résultats cliniques assez remarquables remontant à plusieurs années, et dont le succès ne s'est pas démenti.

OBSERVATIONS.

N° 1. — M. D.... est âgé de vingt-cinq ans ; sa mère est morte phthisique quand il était en bas-âge : elle l'a allaité. L'hérédité est donc directe.

En avant et en arrière de chaque sommet pulmonaire, le malade porte de vastes dépôts tuberculaires ; les uns crus, les autres ramollis. Tous les symptômes de la tuberculose existent : des hémoptysies abondantes, fréquemment répétées, aggravent encore la situation et ont motivé des pronostics alarmants, il vient alors me consulter.

La première application d'électricité a lieu en avril 1870, et le traitement est régulièrement suivi. Le 30 juin, l'amélioration est assez grande pour faire espérer une guérison complète.

La guerre est déclarée, D.... rejoint un régiment et fait toute la campagne comme mobile ; malgré les fatigues excessives, l'intempérie de l'air, les privations nombreuses qu'il dut supporter, il fut toujours bien portant jusqu'au 1er septembre 1873.

Le jour de l'ouverture de la chasse, malgré une pluie glaciale et torrentielle qui toute la journée tomba sans discontinuer, D.... n'hésita pas à se livrer à ce violent exercice; mais le 3 se déclarait une pneumonie double, aiguë, entraînant à sa suite les signes habituels de la tuberculose.

Un nouveau traitement fut institué, à l'électricité vint se joindre une thérapeutique interne ; en deux mois D.... était complétement rétabli.

En mai 1874, nouvelles poussées de tubercules pulmonaires ; elles cèdent à un mois d'électricité.

Tout fait espérer que la guérison est établie d'une manière définitive. D.... est aujourd'hui marié et père de deux enfants en très bonne santé. Quant à lui, il a peut-être perdu un dixième de ses poumons, cependant il ne lui reste aucune gêne dans la respiration; il vaque facilement à ses occupations, et s'il était repris à nouveau, il est bien résolu à faire appel au même traitement.

N° 2. — Il s'agit d'un homme de quarante-deux ans. M. H.... est porteur de vastes cavernes situées dans les deux poumons. Il a été quatorze ans militaire et soigné à diverses reprises au Val-de-Grâce comme tuberculeux. Souvent il était atteint d'abondantes hémoptysies qui dégénéraient en de véritables vomissements de sang de plus de un demi-litre à la fois. L'expectoration abondante et la suppuration considérable ne laissent aucun espoir de sauver ce malade abandonné de ses médecins.

Le traitement commence en avril 1872. Il consiste en application d'électricité; et en reconstituants, huile de foie de morue, sels de chaux. La guérison me semble complète en quatre mois ; elle s'est maintenue sans trouble jusqu'à aujourd'hui.

Les poumons de H.... sont très-remarquables. Une grande partie de ces organes a disparu. L'auscultation révèle de nombreuses cavernes vides et béantes. L'expectoration étant nulle, il faut admettre que leur surface interne ne sécrète plus, qu'elle est tapissée d'un tissu cicatriciel dur et résistant. Le passage de l'air dans ces anfractuosités détermine les bruits les plus divers au milieu desquels prédominent les souffles amphoriques. H.... se porte très bien, il s'occupe activement toute la journée ; il vit au grand air et passe assez souvent les nuits dehors. Sauf une légère oppression par les temps humides et froids, il pourrait douter avoir été tuberculeux.

Nº 3. — C'est le cas d'une jeune femme de vingt-cinq ans. Mᵐᵉ F..., frappée de tuberculose après une grossesse.

La grand'mère et la mère de cette personne étaient tuberculeuses et ont succombé.

Au mois d'avril 1870, Mᵐᵉ F..., arrivée à la dernière période de sa maladie, vient me consulter ; sa maigreur est celle d'un squelette.

Le traitement commence aussitôt, une électrisation par jour, à l'intérieur de l'arsenic et de l'alcool. Au mois de juillet, cette malade se trouvait infiniment mieux. Obligé de rejoindre un régiment, je dus abandonner cette intéressante malade.

Je la retrouvai au mois de juin 1871 : il me fut impossible de la reconnaître : elle était devenue obèse. Ainsi malgré toutes les angoisses et les privations du siége de Paris, la guérison a pu se faire, ses poumons fonctionnaient assez bien, la nature n'a eu qu'à terminer le traitement.

Elle a perdu une grande partie de ses organes ; les parois des cavernes se sont rapprochées ; mais comme il ne lui restait que peu de substance pulmonaire saine, les cellules bronchiques, par leur travail exagéré, sont devenues emphysémateuses et distendues à l'excès.

La marche est pénible, la dyspnée fréquente ; mais toutes les autres fonctions s'exécutent normalement et cette malade vit encore.

Nº 4. — C'est l'observation de M. F.... et de sa femme, Mᵐᵉ F....

Le mari est âgé de quarante ans ; ses deux poumons sont infiltrés de tubercules et présentent tous les signes de la maladie arrivée à ses dernières limites. Son père est mort tuberculeux ; sa sœur et son frère sont morts phthisiques. Il a épuisé toutes les ressources de la thérapeutique, en trois mois il a bu trente litres d'huile de foie de morue !

Sa femme présente les signes de la tuberculose pulmonaire au début ; il est probable que pour elle la maladie a été transmise par son mari ; il n'existe aucun antécédent héréditaire.

Le mari seul se fait soigner en août 1873 ; du 11 août au 24 août, il augmente de 1,650 grammes ! En octobre, il me paraît guéri. Son traitement comprenait des applications régulières, soir et matin, de courants électriques, et à l'intérieur de l'iodure de potassium, puis des sels de chaux.

Quant à sa femme, elle repoussa avec obstination tout traitement par l'électricité pour s'en tenir à la méthode ordinaire, appliquée par un confrère : le résultat fut fatal, elle mourut au mois de mai 1875.

F..., toujours vivant, vient de loin en loin me donner de ses nouvelles.

Comme augmentation de poids extraordinaire je citerai le cas d'une jeune fille de vingt-quatre ans.

Mlle Br..., phthisique au deuxième degré. Sa mère, son frère et une sœur sont morts de cette maladie.

En 1870, pendant le premier mois de son traitement, son poids augmente d'un kilogramme par semaine ; l'embonpoint faisant son apparition, les règles supprimées depuis longtemps commencèrent aussi à s'établir.

N° 5. — Mlle Bo..., âgée de vingt-deux ans, est atteinte d'engouement pulmonaire.

L'oppression est considérable, la toux très pénible, et une expectoration muqueuse abondante font présager dans peu de temps des désordres beaucoup plus graves. L'amaigrissement commence à se produire. En 1873, trois mois de traitement par l'électricité seule suffisent pour faire fonctionner ses poumons qui depuis lors se portent très bien. Cette jeune personne est mariée depuis plusieurs années, elle a eu un enfant bien portant, et ce nouvel état n'a causé aucun dommage à sa santé.

N° 6. — Mme N..., âgée de cinquante ans, a été malade d'une série de bronchites peu ou point soignées ; elles ont déterminé tous les phénomènes de l'asthme humide, consécutif à la bronchite chronique. En juin 1869, la suffocation perpétuelle et l'obstruction des voies aériennes amène l'asphyxie à bref délai. Deux mois de traitement font expulser les mucosités et rendent aux poumons leur élasticité.

La guérison s'est maintenue complète, il n'y a jamais eu de récidive.

N° 7. — M. Her..., âgé de quarante-quatre ans, porte au sommet de chaque poumon de vastes dépôts de tubercules ramollis ; la phthisie est nettement caractérisée. La toux incessante se produit par quintes et détermine des hémorrhagies abondantes. La maigreur est considérable.

Le traitement commence en octobre 1871, il consiste en des séances d'électricité ; des cautérisations ponctuées sur les régions malades, des sels de chaux à l'intérieur.

La guérison me semble complète six mois après; le malade éprouve une certaine gêne dans la respiration.

N° 8. — M. L..., âgé de quarante-deux ans, est infiltré de tubercules. Le sommet des deux poumons en est farci, les deux testicules, la région épigastrique, la fosse sous épineuse présentent sous la peau des masses tuberculeuses ramollies. Une de ces cavités qui les renfermait est largement incisée, vidée et injectée de teinture d'iode ; la guérison a lieu.

Quant aux poumons, en avril 1872, trois mois de traitement suffisent pour les débarrasser, et le malade s'est toujours bien porté jusqu'en 1875.

A cette époque surviennent de nouvelles poussées tuberculeuses, et l'une d'elles se loge dans le foie.

Le malade refuse de se laisser opérer, il succombe peu après dans le marasme le plus profond.

Je rapporte cette observation pour montrer que le traitement par l'électricité applicable aux poumons ne l'était plus pour les autres organes, aussi ce malade a-t-il succombé non pas sous l'action de la tuberculose pulmonaire, mais par l'auto-infection consécutive à la phthisie généralisée.

N° 9. — Mlle C..., âgée de vingt-deux ans, a été atteinte, en janvier 1872, d'une pleuro pneumonie gauche et d'une pneumonie du poumon droit.

En juin 1873, les deux poumons suppurent, les règles sont depuis longtemps supprimées, et l'on considère la mort de la malade comme prochaine. Le traitement par l'électricité et l'arsenic commence le 12 juin; les règles font leur apparition le mois suivant; en novembre la malade était guérie. Il existait des adhérences pleurales dans le poumon gauche, par le traitement elles sont devenues assez lâches pour permettre une respiration facile.

Cette malade est morte en 1875, elle s'est tuée d'un coup de pistolet tiré dans la poitrine.

N° 10. — M. B.... est âgé de trente-six ans. En juin 1867, il contracte une bronchite que l'on traite suivant toutes les règles de l'art. Cependant le malade n'a jamais été complétement guéri; à diverses reprises il a du se faire soigner, toujours sans obtenir un succès complet.

En octobre 1871, son état est très-grave, d'abondantes hémopty sies ont eu lieu, les deux poumons sont creusés de vastes cavernes; l'organe ramolli presque tout entier suppure. L'expectoration très abondante, la toux opiniâtre et perpétuelle ne lui laissent aucun repos; la fièvre continue, l'amaigrissement excessif permettent de porter un pronostic des plus fâcheux. L'électricité est appliquée quatre mois concurremment avec de l'arsenic; la guérison a été complète ; il n'est survenu aucune récidive. Ce malade se porte bien, sauf une dyspnée assez légère.

N° 11. — M. V..., âgé de vingt-sept ans, présente au sommet du poumon gauche, en avant, une infiltration tuberculeuse assez considérable, et dans les deux poumons tous les signes de l'engouement chronique. Au manque d'air des poumons s'ajoute une laryngite inflammatoire, et le malade, autrefois doué d'une fort belle voix de baryton, est aujourd'hui aphone.

Trois mois de traitement, en 1874, guérissent cet intéressant malade; son embonpoint, ses forces, sa respiration ont reparu ; sa voix est aussi pure, aussi nette et aussi vibrante que par le passé. M. V.... chante admirablement.

N° 12. — Mlle G..., âgée de vingt ans, née de parents tuberculeux, est prise tout à coup d'une hémoptysie foudroyante, qui cède à l'ergotine et à un cautère. Mais un ramollissement tuberculeux du sommet du poumon gauche en avant et en arrière fait craindre de nouveaux désordres. Trois mois d'électrisation, en 1874, déterminent la guérison; depuis lors cette jeune fille jouit d'une santé parfaite ; elle est devenue une cantatrice de talent.

N° 13. — M. W..., âgé de quarante ans, est, au mois d'août 1871, atteint d'une bronchite tuberculeuse. Depuis cette époque il a eu plusieurs rechutes sérieuses, et en mai 1872, à la suite d'une pneumonie tuberculeuse, sa vie a été gravement compromise. Il entre en traitement le 15 juin 1872 ; en décembre la guérison était définitive. Le malade en outre des électrisations a pris beaucoup d'alcool et d'arsenic. Sa santé est encore parfaite.

N° 14. — Mme Go..., âgée de trente-sept ans, n'est plus réglée depuis l'âge de vingt-trois ans ; à trente ans les symptômes de la tuberculose font leur apparition.

Elle est traitée suivant les règles ordinaires par un médecin qui, phthisique lui-même, croit devoir lui annoncer que leur mort aura lieu à la même époque. Le médecin meurt en juin 1874; et, en juillet, Mme Go.... venait réclamer mes soins.

Elle me raconte l'histoire de sa maladie qu'elle attribue à quatre balles de revolver reçues dans la poitrine à la suite d'un attentat dont elle a été victime quelques années auparavant; elle me fait voir les cicatrices de ces coups de feu.

Quoiqu'il en soit, elle est phthisique, issue de parents tuberculeux, les deux poumons sont infiltrés de tubercules ramollis.

Le traitement commence le 20 juillet, son poids est de quatre-vingt-dix livres; le 25 elle pesait quatre-vingt-douze livres; et le 10 août, quatre-vingt-quinze livres.

En décembre elle était guérie; Mme Go.... se porte bien et une récidive ne me paraît pas probable.

N° 15. — M. La..., âgé de vingt-deux ans, est atteint d'un engouement pulmonaire chronique. A diverses reprises des hémorrhagies foudroyantes ont failli déterminer la mort.

Le sommet des deux poumons est infiltré de tubercules crus. Deux mois de traitement guérissent le malade.

N° 16. — M. T. M.... est anglais; il est venu au monde au septième mois de la grossesse; son père, sa mère, six frères ou sœurs sont morts tuberculeux; il lui reste deux frères, l'un d'eux se meurt dans l'île de Wight; l'autre, officier dans l'Inde, est malade depuis longtemps. Quant à lui, autrefois possesseur d'une grande fortune, il court le monde essayant les traitements les plus extraordinaires. Enfin en 1875, il arrive à Paris au mois de janvier, pour y dépenser ses derniers billets de banque et s'y brûler la cervelle s'il n'est pas mort quand il sera à bout de ressources.

Cependant il vient me voir, son affection est arrivée aux dernières périodes, mais il accepte mon traitement. En juin, il était guéri, et quittait la France. Je l'ai revu en 1878, il était très pauvre et n'avait pas réussi à se créer une situation, de plus il était particulièrement animé contre moi, qui, disait-il, en le guérissant, l'avais placé dans une position précaire. Je crois bien qu'il aura eu recours au revolver, car, depuis cette époque, je n'en ai eu aucune nouvelle.

Concurremment avec l'électricité, ce malade absorbait de grandes quantité de lait et de chaux.

N° 17. — Mlle A.... est âgée de douze ans, sa mère est tuberculeuse ; de son côté elle a toujours eu la poitrine malade, cependant il n'existe pas encore de tubercules, mais un état congestif chronique des deux poumons et de la bronchite subaiguë. Jusqu'à ce jour aucun traitement n'a réussi à la débarrasser. On applique l'électricité pendant deux mois. La guérison était complète en trois mois. Mlle A.... est âgée aujourd'hui de dix-huit ans.

N° 18. — M. K.... est âgé de dix-huit ans ; constitution débile et scrofuleuse. Il y a cinq ans, M. K.... est atteint de scarlatine ; au cours de cette maladie se développent les signes d'une hypérémie bronchique généralisée, suivie de suffocations excessives. Depuis lors les poumons sont dans un état d'inflammation chronique que rien n'a pu détruire et l'organisme se trouve dans l'opportunité morbide la plus favorable au développement de la tuberculose. Celle-ci est sur le point de se développer et il est probable qu'elle se généralisera et affectera la forme galopante.

Ce malade est électrisé trois mois et se rend tous les jours sous les cloches d'air comprimé. La guérison est complète, il y a cinq ans de cela.

N° 19. — M. R..., vingt-huit ans, atteint de pneumonie aiguë, double au dixième jour. Le pouls est à 130, les inspirations sont de 40 par minute, la température de 40°. L'hépatisation grise se produit, l'asphyxie est imminente.

L'électricité est appliquée deux heures, on administre un demi-verre de vin de champagne, la nuit est bonne. Ce traitement est continué trois jours, l'amélioration est sensible, la fièvre tombe, la respiration est plus libre, on pratique des cautérisations ponctuées sur le thorax, l'électricité est continuée, et le vingt-cinquième jour de la maladie le malade était guéri.

No 20. — Mme X..., vingt-cinq ans, diabétique depuis 1875; la maladie a rapidement triomphé d'une santé des plus robustes, la granulie se développe et la malade succombera bientôt.

On l'électrise deux heures tous les jours; à l'intérieur huile de foie de morue, aconitine, vin de Chambertin. Tous les jours, nous sommes en juillet, une heure de promenade à allure très rapide dans une voiture découverte; à la rentrée cautérisations ponctuées sur le thorax.

La granulie cède en deux mois; l'urine ne contient que 3 gr. de sucre par litre, la fièvre tombe, la soif s'apaise, l'embonpoint reparaît.

Cette malade a quitté Paris, guérie, et la guérison s'est maintenue.

Il est inutile de citer un plus grand nombre d'observations; elles se ressemblent toutes; si l'on considère en masse les affections pulmonaires chroniques, la guérison doit être regardée comme probable, et l'amélioration certaine.

Mais je le repète; si l'électricité appliquée suivant les règles que j'ai posées ne peut pas être acceptée comme une panacée, il faut convenir que c'est actuellement le meilleur traitement à employer pour les maladies chroniques de l'appareil respiratoire qui font les désespoirs des médecins et surtout des malades.

CHAPITRE XI.

Eaux minérales. — Climatologie. — Air marin. — Voyages. — Asiles sanitaires pour les tuberculeux.

Le traitement de la phthisie pulmonaire et des affections chroniques des voies respiratoires, institué tel que nous l'avons indiqué, c'est-à-dire par des applications d'électricité, appuyées suivant les cas par une médication symptomatique, réclame, quand son action curative est épuisée, l'emploi de certains moyens que j'appellerai complémentaires, dont le but est de consolider la guérison ou de détruire chez le malade l'état d'opportunité ou de prédisposition morbide qui persiste chez lui pendant un laps de temps variable.

Ces moyens sont en première ligne les *eaux-minérales*, dont l'indication repose sur le problème suivant : Étant donné une maladie de la poitrine, qu'elle est l'eau minérale qui lui convient le mieux ?

Quand on s'occupe de la question des eaux minérales on est tout d'abord surpris de voir que chaque source semble guérir toutes les maladies ; ce qui explique les nombreux insuccès évidents que leur emploi empirique réserve aux malades.

Deux grands principes dominent toute cette thérapeutique, à savoir : une modification générale exercée sur l'organisme entier, et une action spéciale produite sur tel ou tel organe.

L'effet général est capital sans doute, mais l'effet local nous importe bien davantage. A ce point de vue, les affections pulmonaires et celles de leurs accessoires, fosses nasales, arrière-gorge, larynx et trâchée, sont tributaires de deux grandes classes d'eaux minérales : les eaux sulfureuses d'une part et les bicarbonatées sodiques, mixtes et arsenicales d'autre part.

Parmi les stations sulfureuses les plus courues, il faut citer : Allevard, Amélie-les-Bains, Cauterets, Eaux-Bonnes, Eaux-Chaudes, Enghien, Pierrefonds, Le Vernet ; et quelques autres moins fréquentées, telles que Saint-Sauveur, Escaldas, Thuez, Ax, Greoulx, etc.

Pour les eaux bicarbonatées sodiques, le choix est plus facile ; Ems et le Mont-Dore tiennent la corde ; puis vient la Bourboule pour certains cas bien déterminés.

On peut affirmer que les eaux sulfureuses conviennent absolument aux états organo-pathiques des régions situées au dessus du diaphragme ; et que les eaux bicarbonatées dédoublent leur lieu d'action et s'adressent à la fois aux états morbides des organes thoraciques et abdominaux.

Le malade devra donc prendre l'avis de son médecin avant de se diriger sur une station hydro-minérale quelconque. Voici cependant quelques indications générales qui lui permettront de se décider en l'absence de toute indication particulière.

A la phthisie pulmonaire à forme lente, l'eau du Mont-Dore et celle de la Bourboule seront favorables. Plus tard, dans la période de suppuration et apyrétique, les Eaux-Bonnes et celles de Cauterets seront indiquées, surtout si

les lésions pulmonaires coexistent avec une maladie du larynx et du pharynx. Mais l'opportunité de ces eaux doit
être bien établie, et le malade devra surtout avoir recours à
l'expérience d'un médecin qui les emploie depuis longtemps.

Les tuberculeux recherchent en général un climat doux
et chaud pour y passer la saison froide dans des conditions
atmosphériques aussi favorables que possible au maintien
de leur santé. A ce sujet voici ce que je peux leur dire en
quelques mots:

La zone méditerranéenne ou provençale jouit, en France,
d'une température moyenne hivernale de 7° c.

Elle se divise en deux régions bien distinctes, l'une appelée *marine* ou du littoral possède des propriétés stimulantes et
toniques ; l'autre se trouve au pied des *collines* situées dans
les terres, elle offre aux malades des conditions tempérées
et sédatives.

Les affections pulmonaires torpides, greffées sur une
constitution lymphatique et scrofuleuse, caractérisées par la
dénutrition, l'alanguissement et la dépression nerveuse réclament le climat maritime, l'air sec, vif, tonique et stimulant de la mer.

Tandis que les poitrinaires éréthiques, dont la maladie
excitée par un élément inflammatoire avec réaction du système nerveux ont besoin de l'atmosphère sédative des
collines imprégnées d'une certaine humidité.

Il est facile de concevoir de quelle importance sera le
choix du logis que le malade devra occuper pendant un séjour de plusieurs mois dans les stations méditerranéennes.
Dès leur arrivée ils devront, avant de se fixer, consulter un
médecin sur le choix de leur habitation, s'ils veulent réellement que l'influence curative des séjours dans le Midi se

manifeste en conjurant les prédispositions et en combattant les premiers phénomènes morbides.

D'après ce qui précède, on peut se rendre compte de l'influence exercée sur la tuberculose pulmonaire et l'état général de l'organisme, par l'air de la haute mer chargé d'humidité, de poussières salines et d'efflures iodées. Dans certains cas de phthisie torpide, son action vivifiante pourra exercer une stimulation et même arrêter la marche de la maladie. Mais ces déplacements ne sont pas à la portée de beaucoup de malades et offrent tous les inconvénients de longues traversées, ce qui nécessairement en limite considérablement l'emploi. Cependant les faits observés conservent toute leur valeur : l'inspiration prolongée de l'air marin, pendant des voyages au long cours, sur des mers tempérées, a arrêté quelquefois les funestes effets de la tuberculose pulmonaire.

La tuberculose atteint à la fois les individus, les familles et les nations, soit qu'on la considère chez un sujet isolé ou chez de grandes agglomérations d'hommes. Dans certains pays, au Brésil par exemple, le phthisique devient bientôt un objet d'horreur ; abandonné ou tout au moins très délaissé par les siens, il succombe dans l'isolement et le vide qui s'est fait autour de lui.

Il n'en est heureusement pas de même chez nous où, soit dans leurs familles, soit dans les hôpitaux, les tuberculeux reçoivent à des degrés divers les soins que réclame leur état.

Cependant, à ce dernier point de vue, nous croyons qu'on n'a pas encore assez fait et qu'il serait possible d'améliorer, sans de trop grandes dépenses, le sort de ceux qui ne peuvent être admis dans les hôpitaux.

Paris renferme environ cinquante mille tuberculeux,

dont les deux tiers au moins appartiennent aux classes pauvres ou qui vivent au jour le jour, grâce à un travail constant, sans pouvoir se créer des ressources pour faire face à la maladie.

Ces malheureux assiégent tous les jours les hôpitaux ; où on n'en reçoit que quelques uns, parce que leur nombre est trop considérable et que les lits disponibles sont insuffisants. La majeure partie attend en vain l'époque de son admission qu'on lui fait espérer dans un avenir peu éloigné, mais qui ne vient jamais, et quand ils sont acceptés, c'est pour y succomber peu de jours après, à moins que, minés par la maladie, le chagrin et la misère, ils ne meurent dans de misérables logis et dans la détresse la plus profonde.

Il n'en serait pas de même s'il existait aux portes de la capitale des hôpitaux où seraient seuls admis les tuberculeux. Il est évident que bon nombre d'entre eux, traités au début de leur maladie par des moyens énergiques un peu plus efficaces que l'huile de foie de morue, le sirop antiscorbutique, etc., verraient leur état s'améliorer et pourraient atteindre une guérison relative et même complète.

Nous sommes convaincu que la centralisation de tuberculeux dans de vastes locaux, bien aérés, soumis à de fréquentes désinfections, ne constitueraient pas pour le personnel médical ou domestique un foyer de contagion bien dangereux.

Le danger consiste surtout dans la présence de tuberculeux au milieu de leur famille, dans un logis étroit, malpropre, encombré, où l'on n'a aucune notion de la propreté la plus élémentaire, où le linge fait défaut, etc. Cette famille, qui aurait pu échapper à la maladie si le tuberculeux avait été placé dans un hôpital, verra certainement quelqu'un de ses membres devenir bientôt la proie de ce fléau.

De plus, dans un hôpital particulier seul, peut se trouver le luxe d'appareils et de moyens nécessaires pour traiter ces malades, ainsi que les hommes capables de s'en servir avec connaissance de cause.

Pour faire mieux, il faudrait créer ces hôpitaux dans certaines stations d'hiver isolées, soit en France, soit en Algérie, dans lesquelles outre les soins médicaux ils pourraient bénéficier de l'influence salutaire du climat.

Plusieurs confrères très autorisés s'occupent de cette question, nous sommes heureux de nous ranger de leur avis et de leur apporter notre faible concours.

Il existe bien aux environs de Varsovie un immense établissement hospitalier où sont acceptés tous les enfants scrofuleux et tuberculeux. Cet asile a été construit au milieu d'une véritable forêt de pins; pourquoi ne serait-il pas créé en France un hospice analogue à celui-ci et affecté tout entier aux phthisiques?

CHAPITRE XIII.

Conclusions.

Notre travail est terminé. Nous avons étudié la tuberculose pulmonaire dans sa nature, sa production, son développement, sa terminaison, et la thérapeutique invariable qu'on lui oppose dans presque tous les cas.

Le résultat de cette étude est celui-ci : la mort est la terminaison presque fatale de cette maladie.

Abordant ensuite la question la plus importante pour les malades et le médecin : nous avons exposé, en nous basant sur l'innervation des poumons et le mécanisme de la respiration, une théorie nouvelle qui permet d'appliquer à cette maladie un traitement externe, physique, facile à employer, complétement indolore, et qui nous a donné de remarquables succès.

Nous ne voulons pas faire de ce traitement une panacée ; mais nous sommes certain que lui seul permet aujourd'hui d'améliorer un état pulmonaire des plus graves. Ce qui n'empêche pas d'emprunter à la pharmacopée tout ce qu'elle peut avoir d'utile en ces circonstances.

J'ai pris comme type des affections passibles de ce traitement la maladie la plus meurtrière, celle qui nous résiste toujours et dont il importe d'atténuer les effets.

Tout me prouve que je suis dans le vrai. Malgré leur concision, les explications précédentes répondent aux objections les plus sérieuses : la théorie qui leur sert de base repose sur des faits physiologiquement exacts, l'expérience les vérifie, ils sont positifs et s'imposent avec autorité.

Non-seulement la tuberculose, mais encore toutes les autres affections pulmonaires graves, caractérisées par l'obstruction de l'arbre bronchique et l'accumulation de mucosités plus ou moins épaisses dans les vésicules les plus tenues, seront traitées avec le même succès.

Ces affections, tout le monde les connaît. Ce sont :

L'*asthme humide,*

La *bronchite chronique* des vieillards,

L'*emphysème pulmonaire,*

Les *pneumonies chroniques,*

Les *bronchites capillaires suffocantes,* en un mot, toutes les maladies graves dans lesquelles les poumons ont perdu leur élasticité et que la pharmacodynamie améliore rarement et ne guérit jamais.

Cette méthode remplit toutes les indications ; elle est applicable à tous les sexes, à tous les âges, à tous les tempéraments, à tous les degrés, à toutes les formes de la maladie.

Jamais les malades ne l'ont accusé d'avoir aggravé leur état, elle les a toujours soulagés et souvent guéris. Sa puissance curative n'a pour limite que la destruction totale de l'appareil respiratoire; alors les poumons n'existent plus, et la vie impossible.

Un jour viendra où mes idées s'imposeront au monde médical, car le champ de l'observation scientifique s'est infiniment agrandi, et nul ne doit rester en dehors des progrès accomplis en refusant de les accepter.

Cette nouvelle méthode de traitement va heurter beaucoup d'opinions vieilles, erronées ou préconçues; mais
comme elle repose sur les deux conditions indispen-
sables du succès, la vérité et l'efficacité, j'accomplis un
devoir en la publiant sans arrière-pensée d'intérêt ou
d'ambition.

PRINCIPAUX OUVRAGES A CONSULTER

Louis................. Recherches anatom. sur la phth.-pulmon.
Bouillaud .... Cliniq. médic. de la Charité.
Hirtz................. Thèse et clinique.
Broussais .... Histoire des phlegmasies chroniq.
Rufz................. Étud. sur la phth. pulm.
Busch .... Recherch. sur la nat. et le trait. de la phth.
Louis .... Bullet. de l'Acad. de Médecine.
Sales-Giron .... Phthisie pulmonaire.
Villemin.............. Du tubercule, etc.
Villemin.............. Études sur la tuberculose.
Villemin.............. De la prophylaxie de la phth. pulm.
Gunsbourg............ Die Lungenschwindsucht.
Paul C............... Confér. cliniq. sur la phthisie.
Jaccoud.............. Tuberculose et phthisie pulmon.
Paul C............... Confér. sur la phthisie.
Pidoux .... Études générales et pratiq. sur la phthisie.
Laveran.............. Contribut. à l'étude de la phthisie aiguë.
Metzquer............ Étude cliniq. de la phthisie galopante.
Behier............... Trait. de la phthisie galopante.
Villemin.............. De la propagation de la phthisie.
Thaon................ Recherch. sur l'anat.-pathol. de la tuberc.
Thaon................ De la tuberc., infiltration granul. des poumons.
Thaon .... Des variétés de la pneumonie caséeuse.
Bayle................ Recherch. sur la phthisie pulmon.
Schueller .... Medizinische Wochenschrift Greifswald.
Carswel.............. Cyclop. of med. pract.
Rampald.............. Journal der practisch.
Duncan............... Obs. of the distinc. symph. of pulm consump.
Muller............... De habitù phthisico.
Meesen.............. De la phthisie pulmonaire.
Cerutti.............. Collect. quod de phth. pulmonum tuberculosa.
Evans................ Lectures of on pulmonary consumption.

SCUDAMORE............ On pulmonary consumption.
MADDEN............... Thougts on pulmonary consumption.
VIRCHOW............. Die tuberculose und granulie.
MORTON.............. Phthisiologie.
WALSHE.............. The phys. diag. of dis. of the bengs.
FORGET .... Gazette médicale de Strasbourg.
LAENNEC .... Traité du diagnostic des maladies des poumons.
PIORRY.............. Traité de diagnostic.
PIORRY.............. Traité de pathologie ïatrique.
GRUBY .... Morphologie.
AMÉDÉE LATOUR .... Presse médicale.
WILLIAMS .... London Journal of medic.
SYDENHAM............ Opera omnia.
MARSHAL-HALL .... Gaz. méd. Paris.
CLARCK .... Dic Lungenschwindshucht.
CORMAK............. Weber die natur Behandlung.
WYLIMANN .... Die Lungenschwindshucht.
ROHDEN............. Die chronische Lungenschwindshucht.
GINTRAC .... Notes sur la tuberculose.
BERGERET............ De la phthisie pulm. dans les petites localités.
EMPIS................ De la granulie.
COLIN............... Études cliniques.
PERROUD............. De la tuberculose ou de la phth. pulmon.
HÉRARD ET CORNIL .... Traité de la phthisie pulmonaire.
RACLE .... Diagnostic médical.
LORINSER .... Die Lehre von Lungenkrankeiten.
GUENEAU DE MUSSY.... Obs. de phth. latente.
BRETTY .... Tuberculisation aiguë à forme suffocante.
TAQUET .... Quelques mots sur le tubercule pulmonaire.
CONDIE .... On Spurious consumption.
PERROUD............. De la mort subite chez les phthisiques.
HUTCHINSON.......... On the inflammatory origin of phthisis.
NYSTROM............. Sur le diagnostic de la tuberculose pulmonaire.
COLIN............... Phthisie galop. et tubercul. aiguë.
BEAUCLAIR .... Quelques vues sur la path. de la tuberc.
COLBERG .... Zur path. anatom. der lungen.
AUFRECHT........... Die Käsige Bronchopneumonie.
JACCOUD............ Note à la traduction de Graves.
HERARD ET CORNIL.... De la phthisie dans ses rapports avec la scrofule.
DAMASCHINO.......... De l'étiologie de la tuberculose.
SCUDAMORE........... On inhalation of iode.
BOUDET .... Rech. sur la guér. spont. de la phth. pulm.
LEBERT.............. Traité des mal. scroful. et tuberc.

REID.................... A treatise of the consumption.
PASCAL................. Guérison de la phthisie.
COSSY.................. Mémoire sur le traitement de la phthisie.
HASTING............... Pulm. consumpt. success. treatement.
BISSON................ Les sueurs dans la phthisie.
FUSTER................ Sur le traitement de la phthisie pulmonaire.
CLAUDO .... De la pneumonie caséeuse.
BIJUEN................ Hel dualisme van de phthisie.
BURGRAEVE............ Dualité de la phthisie pulmonaire.
GRAUCHEN .... De l'unité de la phthisie.
PINEL................. Art. pressi nervoscopie.
BOINEAU.............. Histoire de la contagion de la phthisie pulmon.
CASTAN .... Doc. pour servir à l'hist. de la contag. de la phth.
CHAUVEAU............ Transm. de la tubercul. par les voies digestives.
GREEN .... Chronic pneumonia with the formation of cavities.
DESNOS .... De la curabilité de la phthisie pulmonaire.
GIRARD .... Essai sur la curab. et la prophyl. de la phth.
PASTRE .... Sur le curabilité de la phthisie pulmonaire.
PERROUD............. Sur la guérison des tubercules des plèvres.
BURDON.............. Phthisis ab hœmoptysi.
PAYNE .... Consumption and hœmoptysies.
TEISSIER .... Hemoptysies bronch. leurs rapports avec la phth.
LOMBART............. Climats.
AUDHOUI .... Diète lactée.
TROUSSEAU ET PIDOUX. Thérapeutique.
PIETRA-SANTA........ Traitement rationnel de la phthisie.
PIETRA-SANTA........ Les climats du Midi de la France.
HIRTZ................ Consid. de climatologie à propos de la phthisie.
GIGOT-SUARD......... Des climats.
GILLEBERT-D'HERCOURT. De l'influence que le séjour sur le littoral
                     franco-italien exerce sur la marche de la
                     phthisie pulmonaire.
SONES................ Sea voyage in phthisis.
LANDOWSKI........... Influence du climat algérien sur la marche de
                     la phthisie.
DAREMBERG........... Progrès médical, 8 juin 1878.
UNGER .... Les cures d'air dans la phthisie pulmonaire.

TABLE DES MATIERES

Chapitre Ier.

De la phthisie pulmonaire. — Considérations générales....   5

Chapitre II.

De la phthisie. — Nature. — Tubercules. — Diathèse tuberculeuse. — Hérédité. — Inoculation du tubercule. — La
phthisie n'est pas une maladie infectieuse virulente.....   11

Chapitre III.

Dualité de la phthisie pulmonaire. — Pneumonie caséeuse.
— Tuberculose, symptômes, marche, durée, terminaison...   19

Chapitre IV.

Diagnostic de la phthisie pulmonaire. — Pressinervoscopie.
Électronervoscopie. — Spirométrie. — Capacité vitale. —
Pronostic...   25

Chapitre V.

Traitement. — Considérations générales. — Curabilité de
la phthisie pulmonaire. — Arsenic. — Évaporation. —
Air dilaté..   34

Chapitre VI.

Médication sulfureuse. — Médication calcique, lacto phosphate de chaux, phosphate de chaux.— Médication phosphorée, huile de foie de morue, hypophosphites. —
Médication iodée, crucifères.........................   39

Chapitre VII.

Médication lactée. — Koumys. — Alcool. — Créosote..... 45

Chapitre VIII.

Curabilité de la tuberculose. — Innervation des poumons.
— Rôle du pneumogastrique......................... 51

Chapitre IX.

Traitement par l'électricité. — Action des courants électriques. — Influences de l'air atmosphérique. — Action
de l'air comprimé................................... 57

Chapitre X.

Résultats cliniques. — Observations.................... 65

Chapitre XI.

Eaux minérales. — Climatologie. — Air marin. — Voyages.
Asiles sanitaires pour les tuberculeux.................. 77

Chapitre XII.

Conclusions....................................... 83
Principaux ouvrages à consulter..................... 87

Paris, imp. Tolmer et Cⁱᵉ.